《专家细说内分泌疾病》丛书

肥胖与高脂血症

主编　王会芳

陕西新华出版传媒集团

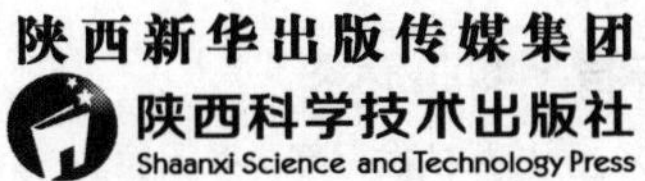

图书在版编目（CIP）数据

肥胖与高脂血症 / 王会芳主编．—西安：陕西科学技术出版社，2019.4

（专家细说内分泌疾病）

ISBN 978-7-5369-7400-5

Ⅰ．①肥… Ⅱ．①王… Ⅲ．①肥胖病—诊疗②高血脂病—诊疗 Ⅳ．① R589.2

中国版本图书馆 CIP 数据核字 (2018) 第 263952 号

肥胖与高脂血症

王会芳　主编

策　　划　宋宇虎

责任编辑　高　曼　潘晓洁　孙雨来

封面设计　萨木文化

出 版 者　陕西新华出版传媒集团　陕西科学技术出版社

西安市曲江新区登高路1388号　陕西新华出版传媒产业大厦B座

电话（029）81205187　传真（029）81205155　邮编710061

http://www.snstp.com

发 行 者　陕西新华出版传媒集团　陕西科学技术出版社

电话（029）81205180 81206809

印　　刷　陕西思维印务有限公司

规　　格　787mm × 1092mm　16开本

印　　张　8.75

字　　数　100千字

版　　次　2019年4月第1版

2019年4月第1次印刷

书　　号　978-7-5369-7400-5

定　　价　29.80元

《专家细说内分泌疾病》丛书

编委会

主　　编　王会芳

编　　者　许　静　王晓艳　张　伟

　　　　　吴　琳　王　昉

主编简介

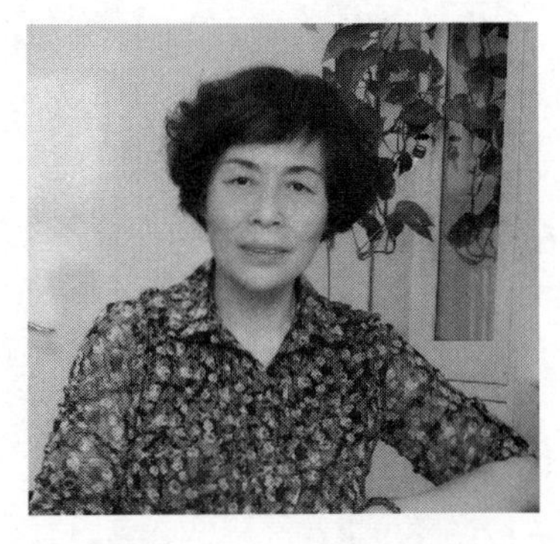

王会芳，西安交通大学第一附属医院老年内分泌科主任，主任医师，教授，硕士研究生导师。现任陕西省老年医学会副主任委员，陕西省老年医学质量控制中心副主任委员，陕西省干部保健局特聘专家，豫鄂陕西北地区骨质疏松领域专家组成员，中国老年保健医学研究会老年内分泌与代谢病分会委员，陕西省内分泌学会常委，全国老年骨质疏松学会委员，长安老年健康管理中心特约专家。

几十年来，在糖尿病、甲状腺疾病、老年骨质疏松、痛风、高脂血症等疾病的诊治方面积累了丰富的临床经验，尤其是对老年内分泌病有独到的见解。擅长糖尿病及其并发症、甲状腺疾病的诊断与治疗。先后承担及参与国家级、卫生部课题 14 项，省级攻关项目 12 项，市级攻关项目 4 项。负责卫生部 CME 教育项目 10 项，开展新疗法、新技术 6 项，获得专利 3 项，撰写论文 60 余篇。在糖尿病及其并发症的基础与临床系列研究方面，获“省科技进步一等奖”，且率先在西北五省开展胰岛移植治疗糖尿病的研究，获“省科技进步二等奖”。

前　言

随着人们生活水平的提高和生活方式的改变，肥胖和高脂血症的发病率逐年升高，且呈现年轻化趋势，已成为全球性重大公共卫生问题之一。

据2009年调查结果显示，我国肥胖人口已达1.28亿，呈爆炸式增长，成为全球肥胖人口最多的国家。肥胖是引起血脂升高的主要因素之一。而血脂升高，尤其是低密度脂蛋白胆固醇的升高与冠心病、脑卒中等致残率、致死率高的心脑血管疾病密切相关。肥胖与高脂血症已悄无声息地威胁着现代人的健康。

据报道，在中国每13秒就有1人死于心脑血管疾病，我国防治心脑血管疾病的形势相当严峻。那么，如何从根源上降低心脑血管疾病的发生率及不良事件对人体造成的巨大危害呢？近年来研究发现，控制饮食、改变不良生活习惯、增强体育锻炼、合理使用药物等方法可以有效调节血脂平衡，降低心脑血管疾病的发生、发展。然而，目前我国居民对心脑血管疾病的认识不足，对其致病的主要危险因素——肥胖和高脂血症的知晓率、控制率较低，甚至对二者的定义、治疗、干预等方面存在许多误区。

本书通过问答形式，争取以最通俗易懂的语言向各位读者全面介绍肥胖和高脂血症的有关知识。相信广大读者会对肥胖和高脂血症有一个全新的认识。

编者

2018年5月

目　录

肥胖症篇

1. 什么是肥胖

肥胖是指一定程度的明显超重与脂肪层过厚，是体内脂肪，尤其是甘油三酯积聚过多而导致的一种状态。由于食物摄入过多或机体代谢的改变而导致体内脂肪积聚过多造成体重过度增长，并引起人体病理、生理改变或潜伏。肥胖可分为单纯性肥胖和继发性肥胖两类。平时我们见到的肥胖多属于前者，单纯性肥胖所占比例高达99%。

单纯性肥胖是一种找不到原因的肥胖，医学上也可把它称为原发性肥胖，可能与遗传、饮食和运动习惯有关。所谓继发性肥胖，是指由于其他健康问题所导致的肥胖，也就是说继发性肥胖是有因可查的肥胖。继发性肥胖占肥胖的比例仅为1%。

2. 如何测量肥胖

世界卫生组织推荐通过三套体系来测量肥胖：一是体质指数（BMI），作为通用指数来界定肥胖；二是腰臀比，主要适用于容易腹部堆积脂肪的人群，即腹型肥胖；三是腰围，主要适用于中心型肥胖的人群。

BMI的计算方法是：BMI=体重（kg）÷身高^2（m^2）。这是一种和年龄、性别都无关的评价指标。虽然不同种族、人群采用同样的BMI评价体系，但其超重和肥胖的界定标准各不相同。中国卫健委建议 BMI ≥ 24kg/m^2 为超重，BMI ≥ 28kg/m^2 为肥胖。

腰臀比的计算方法是：腰臀比 = 腰围长度（cm）÷ 臀围长度（cm）。对于腰臀比，中国肥胖工作组织推荐将男性 > 0.9、女性 > 0.85 定义为腹部脂肪堆积，即腹型肥胖。中国成人男性腰围 ≥ 85cm，女性腰围 ≥ 80cm 则属于中心型肥胖。

3. 颈围在肥胖诊断中有何优势

颈围是一种简便易行的指标，反映了颈部软组织脂肪沉积情况，可作为上身皮下脂肪的评估指标，同时，有关阻塞性睡眠呼吸暂停低通气综合征患者的研究显示，颈围与 BMI 均是衡量肥胖的指标，颈围比 BMI、腰围更能敏感地反映患者的肥胖程度，并且颈围与代谢综合征的相关性超过了腰围。将颈围作为一种肥胖风险的指标，有利于筛查出慢性疾病的高危人群和心血管疾病的风险因素。

4. 如何从中医角度认识肥胖

（1）对肥胖病因的认识　《内经》将肥胖者分为“脂人”“膏人”“肉人”等 3 种类型，认为肥胖的病因主要与禀赋异常、饮食不节、过度安逸和情志失调有关。如《素问·通评虚实论》指出：“肥贵人，则膏粱之疾也。”说明肥胖病因主要是膏粱厚味，贪于摄取。《格致余论》把肥胖之人归结为“肥白人多湿，肥白人多痰饮”，明确提出肥胖之人多为痰湿之体。《景岳全书》提出：“何以肥人反多气虚？盖人之形体，骨为君，肉为臣也。肥人者，柔盛于刚，阴盛于阳也，且肉以血成，总皆阴类，故肥人多有气虚之证。”明确指出禀赋和饮食是肥胖发病的基本原因。《金匮要略·血痹虚劳病篇》论述血痹时指出：“夫尊荣人，骨弱肌肤盛。”强调了养尊处优、多逸少劳在肥胖发病中的作用。

（2）对肥胖病机的认识　肥胖的病机主要有“多痰”和“少气”两方面。诚如陈修园所说：“大抵素禀之盛，从无所苦，惟是痰湿颇多。”后人多概括为“肥人多痰湿”。而“少气”则如汪昂所言：“肥人多痰而经阻，气不运也”“肥人形盛而气虚”。《内经》认为肥胖的病机为本虚标实，本虚主要是脾胃不足，运化失司，或肾气不充，精气失藏。标实主要是痰、湿、瘀、热，或肝气郁结。

（3）对肥胖辨证的认识　针对肥胖本虚标实的病机，其治疗原则为补虚泻实，平衡阴阳。补虚多以健脾益气、温补脾肾为法，泻实则多用祛痰化湿、理气化滞、通腑泄热、活血化瘀等治法。补虚与泻实综合运用，可起到平调阴阳、减肥去脂的作用。

5. 肥胖会传染吗

有数据表明，如一个人变得肥胖，那么他朋友肥胖的可能性会增加 57%；而如果一个人的兄弟姐妹变得肥胖，那么其他兄弟姐妹肥胖的可能性会增加 40%；肥胖的人会让其配偶肥胖的可能性增加 37%。具体的原因目前不是很清楚，但不能排除共同饮食、相似活动习惯的影响。

 6. 哪些因素容易导致肥胖

（1）高热量、高脂肪饮食且缺乏锻炼。

（2）遗传　肥胖有家族聚集倾向，但遗传基础未明。

（3）自卑、焦虑、抑郁等心身相关问题。

（4）某些药物　如精神病治疗药、肾上腺糖皮质激素等可使体重增加。

（5）垂体性疾病，如垂体瘤、脑炎、脑积水等；内分泌疾病，如甲状腺机能减退、肾上腺皮质功能亢进、胰岛细胞瘤、多囊卵巢综合征；脂肪代谢紊乱，如痛性肥胖、进行性脂肪营养不良症；原发性睾丸功能不全等都有可能引起肥胖。

7. 为什么肥胖的女性和男性体型是不同的

男性和女性脂肪细胞分布的数量和位置有所不同，女性臀部和大腿的脂肪细胞多于男性，而男性腹部的脂肪细胞多于女性，所以导致肥胖男女体型不同。

8. 人在哪几个时期容易发胖

（1）婴幼儿期

（2）青春期　青春期是脂肪细胞数目和体积增长的第二个黄金时期。青春期时饮食量会增加，而且由于雌激素分泌增加会促进皮下脂肪蓄积，所以如果不注意控制饮食量和锻炼，就有可能导致肥胖。

（3）妊娠哺乳期和绝经期

（4）男性 40 岁以后

9. 为什么女性更容易发胖

大部分女性要经历青春期、妊娠期、哺乳期、更年期，在这些时期，体内雌激素和孕激素的变化可能会引起发胖。雌孕激素的分泌会促进皮下脂肪的蓄积及水钠潴留。

10. 全球肥胖流行现状如何

2005 年，世界卫生组织工作报告中提出：全球大概有 16 亿成人超重，肥胖的成人至少有 4 亿。2015 年，全球成人中有 23 亿超重，7 亿人口达到肥胖水平。

11. 中国肥胖流行现状如何

近 20 年来，中国人迅速“胖”了起来。1989 年，中国 BMI 超重人口只有 1.67 亿，而 2009 年，这一数字增加到 5.29 亿，平均每天增加 4.9 万人，年均增长率为 10.8%，超过了同期 GDP 的增速。1989 年，中国 BMI 肥胖人口只有 1487 万，2009 年，这一数字增加到 1.28 亿，年均增长率为 38.1%，可谓是爆炸式增长。从肥胖净人口来看，2009 年，我国已经超过美国（1.1 亿人肥胖），成为全球肥胖者最多的国家。以总人口 13.4 亿的基数来看，也有超过一半人口的腰臀比超标，一多半人口的腹部堆积了过量的脂肪。

12. 我国儿童青少年肥胖流行现状如何

（1）年代差异　从20世纪80年代开始，我国各地区儿童青少年超重、肥胖检出率均呈迅速上升趋势。1985—1991年，我国儿童青少年超重及肥胖现象开始在沿海城市及内地大城市蔓延。1991—1995年，大城市儿童青少年肥胖检出率迅猛上升，同时中小城市儿童青少年超重、肥胖流行趋势明显，并且其增长幅度开始追赶大城市。1995—2000年，我国大中小城市儿童青少年超重、肥胖流行均呈现整体上升趋势，中小城市儿童青少年超重、肥胖检出率增长幅度超过大城市。与此同时，富裕乡村也开始出现儿童青少年超重、肥胖流行。2000—2005年，我国儿童青少年超重、肥胖年均增长率下降，但仍持续流行。期间，我国北部沿海城市儿童超重、肥胖检出率已至发达国家平均水平。2005—2010年，我国儿童青少年超重、肥胖增长速度持平，但全国范围内仍呈现超重、肥胖流行态势。

（2）地区差异　我国儿童青少年超重、肥胖检出率的年代变化趋势在各省、市、自治区间存在较大差异。从地区划分来看，我国儿童超重、肥胖高发区主要集中在华北、华东地区，尤其是环渤海一带；从具体省市来说，北京、天津、黑龙江、上海、山东、辽宁、河北等省、市儿童青少年超重、肥胖检出率较高，而贵州、青海、广东、广西、四川、云南、海南等地区学生超重、肥胖检出率较低。另外，部分省、市儿童青少年超重、肥胖检出率在部分时间段出现下降现象，例如：1995—2000年天津市男生、女生超重、肥胖检出率有所下降，宁夏女生肥胖检出率也有小幅下降；2000—2005 年，河北男生、女生以及上海、安徽、吉林、浙江、福建、广西等地女生肥胖检出率均有所下降。

（3）性别差异　我国儿童青少年超重、肥胖趋势还存在性别差异。同年龄段、同地区，男生的超重和肥胖检出率均高于女生，且男生超重、肥胖检出率的增长速度也大于女生。结合地区因素，总体表现为城男＞城女，乡男＞乡女，城男＞乡男，城女＞乡女。

（4）年龄差异　我国儿童青少年超重、肥胖现象从开始流行就表现出了明显的年龄趋势，低年龄段儿童青少年比高年龄段的超重、肥胖检出率较高。目前，国内研究表明，9~13 岁为男生超重、肥胖高发年龄段，女生年龄变化趋势不明显；男、女生肥胖检出率高发年龄段均为 7~10 岁。各省、市、自治区儿童青少年超重、肥胖检出率的年龄趋势分布并未表现出明显差异。

13. 我国儿童青少年肥胖的影响因素有哪些

（1）遗传因素　肥胖是一种多基因遗传性疾病。父母超重、肥胖对儿童的体重有重要影响。父母中只要有一方肥胖，则儿童发生肥胖的危险性就会增加。有研究显示，母亲超重、肥胖对儿童超重、肥胖的影响更大。

（2）出生体重　出生体重是反映胎儿宫内生长发育及营养状况的重要指标。出生体重高表明胎儿期营养过剩，发生超重、肥胖的危险性高。有研究发现，出生体重≥ 4000g 的儿童发生超重、肥胖的危险性是出生体重正常儿童的 1.615 倍。另有研究发现，出生体重过低也是我国儿童青少年超重、肥胖的危险因素。

（3）母亲孕期状况　母亲孕期状况对胎儿的发育至关重要，且会影响胎儿的出生体重，所以母亲孕期状况是儿童青少年生长发育的重要影响因素。母亲孕期营养较差或过剩均会对儿童青少年造成不良影响。母亲孕期有肥胖相关疾病病史、孕期患妊娠糖尿病或其他代谢性疾病等也会导致儿童青少年发生超重、肥胖的危险性增高。

（4）膳食因素　我国儿童青少年营养素摄入比例在发生变化。与同龄正常体重儿童相比，我国超重、肥胖儿童脂肪及蛋白质摄入比例偏高，碳水化合物摄入比例偏低。微量元素（如钙）的摄入水平也与我国儿童青少年超重、肥胖密切相关，随着单位体重钙摄入量增高，超重、肥胖的发生率降低。

长期、频繁摄入西式快餐会导致儿童青少年超重、肥胖率增加。据调查，每月食用西式快餐≤1次和＞1次的儿童少年肥胖的危险性分别是不吃西式快餐儿童少年的1.160倍和1.309倍。不吃早餐是儿童青少年发生超重、肥胖的危险因素之一。不吃早餐的儿童发生肥胖的危险性是每天吃早餐儿童的1.656倍。也有研究提出，在外吃早餐发生肥胖的危险性是在家吃早餐发生肥胖的1.7倍。儿童青少年进餐时间越短，其发生超重、肥胖的危险性越高。原因可能是进餐速度快、咀嚼时间短，使得中枢还未捕捉到吃进食物的相应信息，进餐者就会摄入过量食物，从而导致肥胖。

（5）体力活动状况　体力活动是能量消耗的主要途径，与超重、肥胖密切相关。随着我国经济水平提高，生活节奏加快，交通方式多样，我国儿童青少年体力活动水平逐渐降低，静态生活方式逐渐占据主导地位，如每天看电视时间≥2小时、每天做作业时间≥2

小时、自己步行或骑自行车等交通方式减少、乘公交车或父母接送等交通方式增多，这些都是我国儿童青少年超重、肥胖检出率迅速增长的重要影响因素。

（6）作息习惯　良好的作息习惯和充足的睡眠是保证儿童青少年健康成长的重要因素。现有调查发现，睡眠时间减少者更容易发生肥胖，每日睡眠时间＜9小时是我国儿童青少年超重、肥胖的危险因素之一。睡眠时间减少导致儿童超重、肥胖发生的机制并不十分明确，可能与睡眠会引起激素水平的改变有关。

（7）社会因素　社会因素对我国儿童青少年超重、肥胖的影响主要体现在家庭经济水平、父母受教育程度及父母职业等方面。我国儿童超重、肥胖现象多发于经济状况好的家庭，并和反映家庭经济状况的财富指数呈剂量－反应关系。同时，父母受教育程度高和父母职业较好是我国儿童青少年超重、肥胖的保护因素，而父母对营养、肥胖的相关知识认知不明等是儿童青少年超重、肥胖的危险因素。

14. 孕妇肥胖有哪些危险

孕妇肥胖危害很多，会使其心脏、血管、肾脏、呼吸道负担加重，妊娠糖尿病、妊高征的发病率增加，导致难产、流产概率增加。

15. 什么是肥胖症

肥胖症是指体内脂肪堆积过多和（或）分布异常，通常伴有体重增加。

16. 肥胖症的发病机制是什么

在日常生活中，机体靠食物供给能量，若能量摄入与消耗之间通过中枢神经的调节网络取得精确的平衡，则体重维持在一定的正常范围。任何能量摄入增加和（或）消耗减少均引起能量正平衡，过剩的能量便以脂肪的形式逐渐积存于体内。因此，肥胖症是慢性能量平衡失调的结果。

17. 肥胖症患者的体型有哪几种

按脂肪组织的分布，通常将肥胖症患者分为两种体型。中心型肥胖症患者的脂肪主要分布在腹腔和腰部，多见于男性，又称为内脏型、苹果型、男性型；另一类多见于女性，脂肪主要分布在腰以下，如下腹部、臀部、大腿，称为梨型、女性型。苹果型肥胖者发生代谢综合征的危险性大于梨型肥胖者。

18. 肥胖症对患者的危害有哪些

肥胖症与多种慢性疾病有关，如心血管疾病（包括高血压、动脉硬化、心脏病和脑卒中）、高脂血症、脂肪肝、糖尿病、骨骼肌肉疾病（尤其是骨关节炎）等，且某些癌症（如子宫内膜癌、乳腺癌、结肠癌等）的发病也与肥胖症有关。

19. 肥胖症对儿童健康有什么危害

肥胖症会影响儿童青少年的健康成长，导致其心血管机能下降、肺功能损伤、血脂代谢异常、糖代谢障碍等。

20. 肥胖症按脂肪分布如何分类

肥胖症根据脂肪分布可分为中心型肥胖和周围型肥胖两种类型（见表1）。

表1　两种肥胖类型的特点比较

	中心型	周围型
型　别	上半身肥胖、腹型肥胖 男性型肥胖、内脏型肥胖	下半身肥胖、四肢型肥胖 女性型肥胖、皮下型肥胖
性　别	男性为多	女性为多
脂肪分布	腹部为主	外周、臀股部为主
腰臀比①	男≥0.95 女≥0.85	男＜0.95 女＜0.85
V/S②	＞0.4	≤0.4

注：① 腰臀比：腰围自肋骨下缘和髂嵴连线中点测量，臀围自股骨粗隆测量。② V/S(内脏脂肪面积/皮下脂肪面积)：用CT扫描，估量身体各部的脂肪分布，例如腹部(脐高度的横断面)检查可明确区分V和S

21. 肥胖症按起病年龄如何分类

肥胖症按起病年龄分为幼年起病型肥胖和成年起病型肥胖。

幼年起病型肥胖，又称体质性肥胖、脂肪细胞增生肥大型肥胖。

其主要特点是：起病于婴幼儿期，发病原因主要是遗传因素，也存在后天的营养过剩，增多的脂肪呈全身性分布，脂肪细胞变化为数量增多、体积肥大。对胰岛素治疗不敏感，效果差。

成年起病型肥胖，又称获得性肥胖、脂肪细胞肥大型肥胖。其主要特点是：起病多在20~25岁以后，发病原因存在遗传因素，但后天营养过剩显得更突出，增多的脂肪主要分布在躯干，脂肪细胞的变化主要以体积增大为主。相对治疗效果较好，饮食可控制。

22. 肥胖症按脂肪组织种类如何分类

肥胖症按脂肪组织种类分为黄色脂肪组织增多型肥胖和棕色脂肪组织增多型肥胖。

黄色脂肪组织增多型肥胖：病理所见为单泡脂肪细胞，细胞呈圆形或卵圆形，直径25~200 μm，常密集而呈多边形，细胞质内含一个大的脂肪滴，其他成分被推向细胞的一侧。脂肪主要分布在皮下组织、网膜、肠系膜、黄骨髓等。主要功能为储脂、保温、参与脂肪代谢、缓冲保护内脏、产热、产生并分泌脂肪细胞源性活性因子等。含量约占成人体重的10%，为体内最大的能量库。

棕色脂肪组织增多型肥胖：病理所见为多泡脂肪细胞，含多个较小的脂肪滴和较多的线粒体，细胞核圆形居细胞中央部，富含丰富的血管和神经。脂肪分布主要在肩胛间区和腋窝等处，主要功能是产热、抗寒、保温。成人含量很少，新生儿含量多，1年后开始减少，占体重的2%~5%。

23. 肥胖有哪几种类型

（1）单纯性肥胖　是最常见的一种肥胖类型，约占肥胖人群的95%，单纯性肥胖又分为体质性肥胖、过食性肥胖两种。体质性肥胖也称双亲肥胖，是由于遗传和机体脂肪细胞数目增多而造成的，还与25岁以前的营养过剩有关系。过食性肥胖又称为获得性肥胖，是由于人成年后有意识或无意识地过度饮食，使摄入的热量大大超过身体生长和活动的需要，多余的热量转化为脂肪，脂肪大量堆积而导致肥胖。

（2）继发性肥胖　继发性肥胖症是由于下丘脑－垂体性病变、皮质醇增多症等器质性疾病引起的肥胖，占肥胖人群的2%~5%。鉴别原发性肥胖症和继发性肥胖症非常重要，否则会延误病因诊断，造成严重后果。常见继发性肥胖症的临床表现见表2。

表2　常见继发性肥胖症临床表现特点

疾病	临床表现
皮质醇增多症	向心性肥胖、满月脸、水牛背、皮肤紫纹、痤疮、多毛、多血质外貌，可出现高血压、浮肿，易发生皮肤、呼吸道、尿路感染，女性月经减少、闭经，男性阳痿等
多囊卵巢综合征	肥胖、月经稀发或闭经、不孕、多毛、痤疮、男性化
胰岛素瘤	肥胖、发作性空腹低血糖：发作时感软弱无力、出汗、饥饿感、震颤、心悸，或表现为精神症状等
甲状腺功能减低症	体重增加、畏寒、乏力、手足肿胀感、嗜睡、记忆力减退、少汗、关节疼痛、便秘，女性月经紊乱、月经过多、不孕等，发病女多于男
下丘脑性肥胖	常伴有摄食、睡眠、体温异常及自主神经功能紊乱、尿崩症、女性月经紊乱或闭经、男性性功能减退

（3）药物性肥胖　药物性肥胖患者约占肥胖人群的 2%。有些药物在有效治疗某些疾病的同时，还有导致身体肥胖的副作用，如抗精神分裂症药、糖皮质激素、胰岛素、雌激素等。这类肥胖是由于药物刺激食欲，食量增加所致，多数患者停药后即自然缓解。

24. 肥胖症的中医分型是什么，分别有什么症状

肥胖症的中医分型有胃热湿阻型、脾肾两虚型、肝郁气滞型、阴虚内热型和脾虚湿阻型 5 个证型。

（1）胃热湿阻型　口干、口臭、易渴、喝水多、食多、易饥饿、大便干结等。

（2）脾肾两虚型　怕冷、疲乏无力、头晕、腰部怕冷、腰痛、腿软、晨起排泄稀便、气短等。

（3）肝郁气滞型　头痛、胸部胀满、腹胀、烦躁易怒等。

（4）阴虚内热型　低热、手心脚心发热、失眠多梦等。

（5）脾虚湿阻型　肢体困重、身体肿胀、食欲不振、头胀、尿少、大便稀等。

25. 肥胖症的中医分型分布有什么特点

有研究显示：男性的证型中，脾肾两虚型（64%）和胃热湿阻型（68%）较为突出；而女性的证型中，阴虚内热型（71%）和脾虚湿阻型（69%）高于其他证型。超重男性以胃热湿阻型（54%）较为突出，超重女性以阴虚内热型（57%）最多见。肥胖男性与女性均以脾虚湿

阻型（男 23% 和女 31%）最多见。

26. 肥胖症常见的临床表现有哪些

肥胖症的临床表现包括本身的症状和并发症的症状。肥胖症患者的体重增加可引起腰痛和关节痛，可有消化不良、气喘，与肥胖症密切相关的一些疾病（如心血管病、高血压、糖尿病等）的患病率和病死率也随之增加，并可引起睡眠呼吸暂停综合征、静脉血栓，还会增加麻醉和手术的危险性；肥胖症患者可因体型而产生自卑感、焦虑、抑郁等心身相关问题。

27. 肥胖症的并发症有哪些

（1）心血管疾病　包括高血压、冠心病、脑卒中等。

（2）呼吸系统疾病　如睡眠呼吸暂停综合征等。

（3）糖尿病

（4）脂肪肝

（5）肌肉骨骼疾病　尤其是骨关节炎。

（6）癌症　如子宫内膜癌、乳腺癌、结肠癌等。

28. 肥胖症与高血压有什么关系

肥胖症是高血压的危险因素，肥胖程度的增加会导致高血压患病风险升高。

肥胖者因过量饮食而摄入大量盐类，因此易患高血压。肥胖者的脂肪组织大量增加，扩充了血管床，血液循环量相对增加，在正常心率的情况下，心排血量要增加许多，长期负担过重，会导致左心室肥厚、血压增高。肥胖者因体内含有大量脂肪，脂肪组织表达血管紧张素原增加，激活肾素－血管紧张素－醛固酮系统。通过交感神经末梢突触前膜的正反馈使去甲肾上腺素分泌增加，这些作用均可使血压升高。交感神经系统过度激活是肥胖相关高血压发生的重要机制。

29. 肥胖症与冠心病有什么关系

冠心病是一种常见病、多发病，其病因与发病机制尚不十分清楚，常与性别、年龄、糖尿病、高血压、血脂异常和吸烟等危险因素相关。由于肥胖与这些危险因素密切相关，而且肥胖患者体力活动减少，使冠状动脉循环机能减退，在应激及活动状态下心脏负荷加重，久而久之就易患冠心病。控制肥胖是干预冠心病的直接靶目标。

30. 肥胖症与脑卒中有什么关系

肥胖症是缺血性脑卒中或短暂性脑缺血发作的预测因子之一，可能引发脑卒中的机制有：

（1）肥胖症患者的脂肪和热量摄入过多，叶酸、维生素 B_6 和维生素 B_{12} 摄入过少，这可能导致同型半胱氨酸水平升高，而高同型半胱氨酸血症是心肌梗死和脑卒中发生的危险因素。

（2）脑卒中是基因和环境共同作用的结果，肥胖症也与基因和环境有关，故两者在诱发因素上可能存在关联。

（3）脂肪组织分泌的促炎因子能使肥胖症患者处于慢性轻度炎症状态，可引发氧化应激，胰岛素抵抗，血糖升高，低密度脂蛋白胆固醇、总胆固醇和甘油三酯水平增高以及高密度脂蛋白胆固醇水平降低等，这些代谢紊乱可使血管内皮细胞功能紊乱，促使动脉粥样硬化和心脑血管事件的发生。

（4）伴有超重或肥胖症的脑卒中患者常被发现其病侧和健侧大脑中动脉平均血流速下降，颈动脉中层厚度增加，并伴有重度颈动脉硬化狭窄征象。

（5）肥胖症患者容易发生睡眠呼吸暂停低通气综合征，这也是脑卒中发生的危险因素之一。

31. 肥胖症与睡眠呼吸暂停综合征有什么关系

肥胖是睡眠呼吸暂停综合征发病的重要危险因素，有50%~70%的睡眠呼吸暂停综合征患者达到肥胖标准；肥胖人群中睡眠呼吸暂停综合征的发生率为40%。睡眠呼吸暂停综合征的发生机制是多因素的，如年龄、性别、肥胖、上气道狭窄、上气道塌陷的趋势、上气道神经肌肉控制的个体差异性及通气控制的变化等，这些因素共同作用，导致睡眠时出现反复的上气道塌陷，从而出现夜间间歇性低氧血症和高碳酸血症。其中，肥胖可以解释呼吸暂停低通气指数30%~50%的变化，而且是唯一可变的因素。

男性以中心型肥胖为主，中心型肥胖的脂肪组织主要集中于颈部、躯干和内脏，可影响气道的结构，使上气道易于塌陷。而腹部脂肪组织的增多可能导致肺容积减少，胸壁顺应性减少，从而增加上气道塌陷发生的风险。

肥胖也可通过影响通气控制导致睡眠呼吸暂停综合征发生。瘦素是由脂肪细胞分泌的一种激素，可刺激通气。瘦素可以降低食欲，但是肥胖患者的瘦素水平升高提示可能存在瘦素抵抗。高水平的瘦素可能损伤高碳酸血症的反应，从而导致呼吸暂停相关的高碳酸血症，并损害觉醒反应。

睡眠呼吸暂停综合征会导致患者夜间反复觉醒、睡眠质量差和白天嗜睡，从而导致睡眠呼吸暂停综合征患者食欲和体重增加。

32. 肥胖症与 2 型糖尿病有什么关系

肥胖与 2 型糖尿病的发生、发展密切相关。遗传因素及环境因素在肥胖和 2 型糖尿病的共同发病机制中有重要作用。

胰岛素抵抗是肥胖症及 2 型糖尿病发病的共同基础。胰岛素抵抗是胰岛素靶组织（肌肉、肝脏、脂肪组织和下丘脑）对正常水平的胰岛素敏感性不足的一种病理状态，为肥胖、糖尿病、血脂异常、高血压和非酒精性脂肪肝等慢性疾病的共有特性。肥胖尤其腹型肥胖是引发胰岛素抵抗的主要因素，而肥胖引起的胰岛素抵抗可抑制脂肪和肌肉组织内葡萄糖对胰岛素的摄取，减少肝脏葡萄糖输出。有研究表明，除遗传和环境因素外，脂肪堆积越多，胰岛素抵抗越明显。肥胖可诱发胰岛素抵抗，而胰岛素抵抗能抑制合成代谢，导致体重进一步增长。肥胖诱发胰岛素抵抗的机制可能跟瘦素、肥胖与胰岛素抵抗、肿瘤坏死因子与胰岛素抵抗、抵抗素、过氧化物酶增殖体激活受体、胰岛素增敏剂、游离脂肪酸等有关。

 33. 肥胖症与脂肪肝有什么关系

有研究显示：肥胖程度决定了脂肪肝的严重程度，特别是以腰围增加为主的腹型肥胖患者更易患脂肪肝。男性患者的重度脂肪肝发病率高于女性患者，而且随着年龄的增长，躯干部的脂肪沉积明显多于四肢，造成内脏脂肪增多，患者的胰岛素敏感性下降，从而促进了脂肪肝的形成。脂肪肝的改善程度与体质指数的下降、血脂水平的下降、腰围的缩小相关，而且，血转氨酶水平在减重治疗后也显著下降。肥胖症患者合并脂肪肝在减重治疗后，脂肪肝的严重程度得到改善，甚至部分患者的脂肪肝可以得到逆转，这可能与肥胖症患者减重后,与肥胖直接相关的脂肪肝形成因素得到改善相关。随着体重的下降，辅以适当的体育锻炼可以增加肥胖症患者肝脏和外周组织的胰岛素敏感性，缓解胰岛素抵抗的程度，从而减轻胰岛素在脂肪肝形成过程中发挥的作用。因此，超重和肥胖症患者应进行常规肝脏 B 超检查，并查血转氨酶水平，在排除其他病因导致的肝脏疾患后，应尽早诊断脂肪肝，并及时通过适当的减重治疗有效地改善甚至逆转脂肪肝。

 34. 肥胖症与骨关节炎有什么关系

12%~43% 的肥胖者有骨关节病，原因有三：其一，肥胖者活动

受限，易导致关节退行性病变；其二，肥胖者糖脂代谢紊乱会加重动脉粥样硬化，易导致缺血性肌营养障碍；其三，肥胖者多有嘌呤代谢障碍，易导致痛风性关节炎。

35. 肥胖症与癌症有什么关系

肥胖者恶性肿瘤的发生率升高。男性肥胖者结肠癌、直肠癌、前列腺癌高发；女性肥胖者子宫内膜癌的发生率比体重正常妇女高2~3 倍，绝经后乳腺癌发生率随体重增加而升高，胆囊癌和胆道癌也更常见。

36. 肥胖症的治疗目标是什么

肥胖症的治疗目标是强调合理地减轻体重，以达到减少健康风险的目的，同时应兼顾持续减轻和维持体重，预防体重增加，改善健康状况。

37. 肥胖症是如何治疗的

肥胖症治疗的两个主要方面是减少热量摄取和增加热量消耗，强调必须以控制饮食、增加运动为主的综合治疗。在实际治疗过程中，如果通过生活方式干预，还是不能有效降低体重，那就可以配合药物治疗和外科手术治疗。

 38. 目前常见的减肥方法有哪些

目前，常见的减肥方法有行为治疗、医学营养治疗、运动治疗、药物治疗、外科治疗等。

39. 如何开展行为疗法

肥胖症行为疗法应逐步建立并推广发展。由临床医师、心理学家、营养医师和护士组成指导小组，取得家庭配合，了解肥胖症患者的生活习惯及肥胖史，指导患者制订具体可行的计划，包括培养节食意识，每餐不过饱；尽量减少暴饮暴食的频率和程度；教会需要减重的对象进行自我监测，书写饮食日记。从饮食处方开始，逐步养成咨询、定期回访的习惯，制订切实可行的行为干预治疗计划。行为治疗的内容包括食物行为（选购、贮存、烹饪）、摄食行为（时间、地点、陪伴、环境、用具、菜单）和自尊，使患者在少吃一些的同时仍能感觉良好。医疗小组应取得患者充分的信任、理解、合作和支持。

40. 肥胖症患者的膳食原则是什么

控制总进食量，保证低脂、低热量饮食。减少食物和饮料中能量的摄入，减少总摄入量，避免餐间零食，避免睡前进食，避免暴饮暴食。能量限制应该考虑个体化原则，兼顾营养需求、体力活动强度、伴发疾病以及原有饮食习惯等。

41. 良好的进餐习惯是什么

进食有规律，不暴饮暴食，不一餐过饱，也不漏餐。避免吃油腻食物和过多零食。少食油炸食品，少吃盐。减少点心的摄入量和加餐，控制食欲，七分饱即可。减少含糖饮料饮用量，养成饮用白水和茶水的习惯。

42. 防治肥胖的常用食物有哪些

防治肥胖膳食构成的基本原则为低能量、低脂肪、适量优质蛋白质，含复杂碳水化合物（如谷类），增加新鲜蔬菜和水果在膳食中的比重。选择体积较大而所含能量相对低一些的食物，如蔬菜和水果的体积大而能量较低，又富含人体必需的维生素和矿物质，以蔬菜和水果替代部分其他食物，能给人以饱腹感而不致摄入过多能量。在平衡膳食中，蛋白质、碳水化合物和脂肪提供的能量比，应分别占总能量的15%~20%、60%~65%和25%左右。谷类中的淀粉是复杂的碳水化合物，有维持血糖水平的作用，不至于在进食后血糖升高太快，也不至于很快出现低血糖。低血糖会导致饥饿感而使进食量加大。富含淀粉的谷类食物也富含膳食纤维，对降低血脂和预防癌症也有一定好处。减少总的食物摄取量时，也要相应减少谷类主食量，但不要减少谷类食物占食物总量的比例。限制和减少摄入应以减少脂肪为主。血脂异常者应限制摄入富含饱和脂肪和胆固醇的食物（如肥肉、内脏、蛋黄等）。注意适当选择一些富含优质蛋白质（如瘦肉、鱼、蛋白和豆类等）的食物。优质蛋白质含必需氨基酸较多，适量优质蛋白质与谷类等植物蛋白质的氨基酸有互补作用，提高植物蛋白质的营养价值。在能量负平衡时，摄入足够蛋白质可以减少人体肌肉等瘦组织中的蛋白质被动员作为能量而被消耗。

超重和肥胖症的“治疗”最好使其每天膳食中的热量比原来日常水平减少约1/3，这是能使体重每周降低0.5kg目标的一个重要步骤。低能量的减重膳食设计：女性一般为1000~2000kcal/d，男性为1200~1600kcal/d，或比原来每天习惯摄入的能量低300~500kcal。避免用极低能量膳食（即每天能量总摄入低于800kcal的膳食），如有需要，应在医护人员的严密观察下进行。在用低能量饮食时，为了避免因食物减少引起维生素和矿物质不足，应适量摄入含维生素A、维生素B_2、维生素B_6、维生素C和锌、铁、钙等微量营养素补充剂。可以按照推荐的每日营养素摄入量添加混合营养素补充剂。已有临床观察结果发现，用上述中等低能量膳食1年后降低体重的效果与用极低能量膳食的效果一样好，甚至更好。

43. 运动治疗的目标是什么

（1）改变行为生活方式　增加运动量，丰富运动类型，减少久坐的危害。

（2）改善体质　运动可调节神经与内分泌功能，促进脂肪代谢，减轻体重。

（3）远离疾病　降低肥胖等相关疾病的发病率。

（4）心身愉悦　长期运动会让人阳光自信，有助于优良品质的养成。

44. 运动治疗的优点有哪些

减少腹内脂肪，增加肌肉和骨组织的量；降低血压；改善糖耐量和胰岛素敏感性；改善脂代谢；增强体质；增加对饮食治疗的依从性；对长期体重控制具有正面影响；改善对自我健康的满意度；改善焦虑及抑郁状态。

45. 肥胖者如何选择运动方式和强度

（1）根据个体设计减体重目标，每天安排一定时间进行中等强度的体力活动。中等强度体力活动消耗的能量，男、女分别为 4.8~7.0kcal/min 和 3.3~5.1kcal/min，而低强度体力活动则分别是 1.9~4.6kcal/min 和 1.4~3.2kcal/min。如用心率来区分，进行中等强度体力活动时为 100~120 次 /min，低强度活动时则为 80~100 次 /min。每天安排进行体力活动的量和时间应按减体重目标计算，对于需要亏空的能量，一般多考虑采用增加体力活动量和控制饮食相结合的方法，其中 50%（40% ~60% ）应该由增加体力活动的能量消耗来解决，其他 50%可由减少饮食总能量和减少脂肪的摄入量来达到需要亏空的总能量。

（2）增加体力活动应循序渐进，超重和肥胖者应选择有氧运动。如每天增加快步走路 30~45 分钟可消耗能量 100~200kcal，而且是一种安全可行的运动处方。应尽量减少静坐（如看电视、看书、写字、玩电脑游戏等）的时间，也可在静态生活间穿插一些体力活动（如做操或家务劳动等）。

（3）运动量和持续时间安排要恰当。与一般健身运动相比，以减肥为目的的运动时间应适当延长；但是运动量可循序渐进，由小运动量开始，每日安排 30 分钟，待适应后再逐步增加至所应达到的目标，每天 30~60 分钟甚至更多时间的活动，不要求一定是连续的，每次活动的总时间可以累加，但每次活动时间最好不少于 10 分钟。

46. 肥胖者运动减肥有哪些注意事项

（1）运动过程中要保证足够的饮水量，不要等到口渴了才饮水。因为体内代谢过程都是在体液中进行的，体液丢失而不及时补充，会影响脂肪的分解利用。

（2）运动过程中不宜饮用纯净水，更不能饮用碳酸饮料。

（3）运动减肥过程中要注意预防运动损伤。由于肥胖者体重过重，运动中膝关节、踝关节的负荷明显加大，运动不当可能会发生损伤。运动前要做充分的准备活动，先做热身练习，后做拉伸练习。尤其在寒冷的冬天，准备活动充分对提高运动减肥的效果和预防运动损伤的发生都有积极作用。运动后的整理活动也很重要，运动后做一些放松练习和拉伸练习，对消除肌肉紧张和避免肌肉酸痛有一定作用。

（4）运动减肥要有一个长期的思想准备，不能希望一朝一夕就能达到减肥的目的。超重或轻度肥胖者运动减肥的速度一般在每周

0.5~1kg 的范围内是十分适宜和可行的。盲目地加快减肥速度，过分加大运动量，往往会因难以坚持而最终导致减肥计划失败。

47. 肥胖症患者运动减肥有哪些好处

（1）一般情况下，运动减肥过程中腰围的下降发生最早，也最明显，其次为臀围，大腿围的下降最迟。说明在运动减肥过程中，体内脂肪的动用存在身体部位的差异。研究发现，运动干预对身体形态和血脂都有明显的改善。

（2）运动减肥改善脂肪肝的作用是确定的。这一作用主要是通过运动降低体内脂肪的含量，进而降低血液甘油三酯的含量，使进入肝细胞的甘油三酯量下降。

（3）运动减肥明显降低了肥胖青少年空腹血液中甘油三酯、总胆固醇、低密度脂蛋白的余量，高密度脂蛋白基本不变。

（4）安静心率和定量负荷运动后，心率显著下降，左心室舒张功能和收缩功能明显增强。左心室舒张末期容积增大，收缩末期容积缩小。左心室舒张末期容积增大十分明显，说明重度以上肥胖症患者由于心包腔周围脂肪的填塞，使心室舒张功能下降，而运动减肥消耗了脏器周围的脂肪，明显增大了心室舒张末期的容积。我们把这种心室周围脂肪量降低发生的形态改变，称为物理性形态改变；而运动后产生的心肌形态改变导致心室舒张功能提高，称为机能性形态改变。

因此，重度以上肥胖症患者经过有氧运动减肥，安静心率和定量负荷运动后，心率明显下降主要由物理性形态改变所引起。小强度、长时间的运动方式对减肥效果具有肯定的作用。评价减肥效果不仅仅表现在身体形态的变化，更重要的是减肥对代谢综合征的改善程度。运动减肥是对健康有利并能改善代谢综合征的减肥方法。

48. 哪些人群需要药物治疗肥胖

（1）食欲旺盛，餐前饥饿难忍，每餐进食量较多者。

（2）合并高血糖、高血压、血脂异常和脂肪肝者。

（3）合并负重关节疼痛者。

（4）肥胖引起呼吸困难或有阻塞性睡眠呼吸暂停综合征者。

（5）BMI ≥ 24kg/m^2 有上述并发症情况，或 BMI ≥ 28kg/m^2，不论是否有并发症，经过 3~6 个月单纯饮食和增加活动量处理仍不能减重 5%，甚至体重仍有上升趋势者，可考虑用药物辅助治疗。

49. 治疗肥胖症的西药有哪些

（1）芬特明、安非拉酮　促进去甲肾上腺素释放。

（2）奥利司他　胰腺及胃的脂肪酶抑制剂。

（3）氯卡色林　5- 羟色胺 2C 受体激动剂。

（4）芬特明 / 托吡酯的合剂　γ- 氨基丁酸受体调节加去甲肾上腺素释放。

（5）纳曲酮　多巴胺和去甲肾上腺素再吸收的抑制剂和阿片类拮抗剂。

（6）利拉鲁肽　GLP-1 受体激动剂。

50. 药物治疗的副作用及禁忌证有哪些

（1）芬特明、安非拉酮的副作用　①心血管系统症状：如血压升高、心悸、心动过速、心肌缺血等。②中枢神经系统症状：如头痛、失眠、焦虑、多动、眩晕、欣快、精神异常等。③消化道症状：如口干、味觉异常、腹泻、便秘等。此类药品在焦虑症、心脏病、未控制的高血压、甲状腺功能亢进（甲亢）、青光眼等患者及妊娠和哺乳期女性中禁用。

（2）奥利司他的副作用　脂溶性维生素吸收降低和排便相关异常，包括次数增多、排油、腹泻、胃肠胀气、大便失禁等。

（3）氯卡色林的副作用　头痛、恶心、口干、眩晕、疲劳、便秘。妊娠及哺乳期妇女禁用。

（4）托吡酯合剂的副作用　失眠、口干、便秘、感觉异常、眩晕和味觉异常。妊娠及哺乳期妇女、甲亢、青光眼患者禁用。

（5）纳曲酮的副作用　恶心、便秘、头痛、呕吐、眩晕。未控制的高血压、厌食症或食欲亢进、药物或酒精戒断治疗中及使用单胺氧酶抑制剂者禁用。

（6）利拉鲁肽的副作用　恶心、呕吐、胰腺炎。髓样甲状腺癌病史和2型多发内分泌腺瘤患者禁用。

51. 选择药物治疗需要注意什么

（1）各种减肥药都有其不良反应，应在医生指导下用药。

（2）药物的不良反应和剂量成正相关，患者对不同药物的敏感性有个体差异，因而需要从小剂量开始逐渐增加到有效量。

（3）服药前及服药期间应检查身体相关指标。

（4）服药量较大时，不宜忽然停药，应逐渐减量。

52. 治疗肥胖症的中药有哪些

下列几类药物有减肥作用：

（1）祛痰化浊，利湿降脂　如生大黄、虎杖、苍术、泽泻、茵陈、决明子、半夏、番泻叶、金银花、姜黄、荷叶、薏苡仁等。

（2）活血祛瘀，减肥祛脂　如茺蔚子、丹参、赤芍、益母草、三七、生山楂、五灵脂、香附、三棱、莪术、鸡血藤、牛膝、当归、川芎等。

（3）滋阴养血，减肥降脂　如旱莲草、女贞子、首乌、生地、山茱萸、枸杞子、菊花、桑寄生、灵芝等。

53. 肥胖合并其他疾病的患者应如何选择治疗药物

肥胖合并其他疾病的患者进行药物治疗时，应尽量选择不增加体重的药物（表3）：

表3　肥胖合并症的药物选择

合并疾病	减轻体重的药物	对体重无影响的药物	增加体重的药物
2型糖尿病	二甲双胍 GLP−1受体激动剂 SGLT−2抑制剂	DPP−4抑制剂 α−糖苷酶抑制剂 格列奈类	胰岛素 磺胺类 噻唑烷二酮类

续表

抑郁症	氟西汀 舍曲林 安非他酮 去甲替林 文拉法辛	丙咪嗪 西酞普兰 依他普伦	帕罗西汀 阿米替林 米尔塔扎平
癫痫	托吡酯 非尔氨酯	拉莫三嗪 左乙拉西坦	丙戊酸钠 加巴喷丁
高血压	ACEI、ARB、CCB	部分β受体拮抗剂（美托洛尔、普萘洛尔）	部分α2受体拮抗剂

54. 哪些人群需要手术治疗肥胖

《中国肥胖病外科治疗指南（2007）》建议有以下①~③之一者，同时具备④~⑦情况的，可考虑行外科手术治疗：

①确认出现与单纯脂肪过剩相关的代谢紊乱综合征，如2型糖尿病、心血管疾病、脂肪肝、脂代谢紊乱、睡眠呼吸暂停综合征等，且预测减重手术可以有效治疗。

②腰围（男性≥90cm，女性≥80cm）；血脂紊乱（甘油三酯≥1.70mmol/L）和（或）空腹高密度脂蛋白胆固醇（男性<0.9mmol/L，女性<1.0mmol/L）。

③连续5年以上体重稳定或稳定增加，BMI ≥ 32kg/m^2（指患者在正常情况下有确认记录的体重及当时的身高所计算的系数，而如怀孕后2年内等特殊情况不应作为挑选依据）。

④年龄16~65岁。

⑤经非手术治疗疗效不佳或不能耐受者。

⑥无酒精或药物依赖性，无严重的精神障碍、智力障碍。

⑦患者了解减肥手术术式,理解和接受手术潜在的并发症风险，理解术后生活方式、饮食习惯改变对术后恢复的重要性，并有承受能力，能积极配合术后随访。

55. 治疗肥胖症的手术方式有哪些

根据减轻体重的原理不同，手术方式分减少吸收、限制摄入和两者兼有 3 类。减少吸收手术主要为肠道分流术，如空回肠分流术（JIB）、胆肠分流术（BIB）、胆胰转流术（BPD）等，这些术式因手术操作复杂、创伤大、死亡率高、术后并发症多等因素，现已被其他术式所取代。限制摄入手术包括可调节胃束带术（AGB）、袖状胃切除术（SG）等术式，这类术式操作相对简单、术后并发症较少，是目前减肥手术所采用的主要术式。兼有两种作用的术式主要为 Roux-en-Y 胃旁路术（RYGB），该术式在胃肠分流的基础上减少了胃容积，能更好地达到减重的效果。

56. 什么是 Roux-en-Y 胃旁路术

Roux-en-Y 胃旁路术（RYGB）是由 MasonEE 等学者在胃旁路术的基础上改进并于 1967 年首次实施的，是减肥外科实施最早的胃术式，也是目前最有效的减肥手术之一。由于腔镜技术的进步，Witt-groveAC 等学者于 1993 年完成第 1 例腹腔镜 RYGB，经过 60 多年的研究证实了腹腔镜 RYGB 的安全性和有效性。该术式与腹腔镜手术相结合，具有创伤小、术后疼痛少、住院时间短、术后康复快等优点，此术式目前已是美国手术治疗肥胖症的金标准术式。其手术方法是将胃分为一个 25ml 左右的小胃囊和一个大胃，将空肠直接与小胃囊吻合连接，大胃及其连接的十二指肠和近段空肠与连接到小胃囊的空肠中段吻合，形成“Y”状，即食物经口进入小胃囊之后，直接进入中段空肠，而胃所分泌的胃液以及胆汁与胰液通过“Y”型吻合进入空肠中下段，与食糜混合。此种手术除了减少进食量以外，胃及十二指肠以及空肠的内分泌均得到调整。腹腔镜 RYGB 在各腔镜减肥术式中围手术期死亡率最低，同时也能保证减重效果，使之成为目前最流行的术式，但由于腹腔镜 RYGB 手术操作难度相对较大，因此在我国未得到广泛应用。Rutledge 等人对腹腔镜 RYGB 进行了改进，将胃大弯切除，保留胃小弯，并使胃小弯呈管状，后行 Billroth Ⅱ式胃空肠吻合，形成了腹腔镜迷你胃旁路术，它具有显著的近期减重效果，对肥胖并发症也有相当的疗效，该术式简化了手术操作，明显缩短了手术时间，降低了手术并发症的发生率。

57. 什么是可调节胃束带术

胃束带术（AGB）由 KuzmakLI 等医师于 1984 年首次提出，它采用一种特殊的带有水囊的可调节的硅胶带，经由传统开腹手术置入患者体内，皮下埋入注水泵并与水囊连接，术后可以通过注水泵调节水囊大小，从而限制患者进食量以达到减重的目的。直至 1994 年，腹腔镜可调节胃束带术才在欧洲正式用于临床。有临床研究表明，腹腔镜可调节胃束带术具有良好的近期减肥效果，术后并发症发生率较低，该术式被认为是欧洲国家减肥外科的金标准术式。腹腔镜可调节胃束带术置于体内的束带不仅可调节，而且可逆，达到预期减重效果后可取出束带使胃恢复原状。因其可逆性，腹腔镜可调节胃束带术可用于年轻、妊娠等处于特定生理条件下的病态性肥胖患者，当其手术效果不佳时亦可改行其他减肥术式。因腹腔镜可调节胃束带术具有操作简便、创伤小、减重效果明确、可调节性、可逆性等优点，而且，该手术本身不会破坏胃肠道的解剖结构，保留了完整的肠道功能，术后腹泻、营养不良等并发症较少，使其受到国内外外科医师的青睐。

58. 什么是胆胰转流术

胆胰转流术（BPD）是一种减少吸收的手术，20 世纪 70 年代由意大利 ScopinaroN 等学者设计并首先实施。手术大致步骤为：首先水平切除胃远端，封闭十二指肠残端；然后在距离回盲瓣 250cm 处切断回肠，近段在回盲瓣上方约 50cm 处与小肠吻合，远端与残胃吻合。1993 年，Marceau 等学者通过改变 BPD 术式，设计出一种新的术式，它将胃做袖状切除，保留了胃小弯和十二指肠的开关功能，即胆胰转流术合并十二指肠开关术（BPD-DS）。BPD-DS 对治疗极重度肥胖患者具有良好的减重效果，但手术操作复杂、创伤大，术后并发症和死亡率均较高。目前所采用的腹腔镜胆胰转流术或腹腔镜胆胰转流术合并十二指肠开关术，可减少手术后切口疝等并发症的发生。

59. 什么是袖状胃切除术

袖状胃切除术（SG）是一种限制性减重手术，它将肥胖症患者的胃大部分切除，仅保留 60~80ml 的胃容积，从而有效地限制了患者的进食量，以达到减重的目的。该术式于 1999 年由 FengJJ 等人首次实施，最初主要用于极重度肥胖患者的初期手术。研究表明，对于亚太地区肥胖者，腹腔镜袖状胃切除术作为单独的减重手术亦可取得良好的减重效果。腹腔镜袖状胃切除术是近年来出现的一种新的减肥术式，术后不需要改变饮食类型，患者易于接受。腹腔镜袖状胃切除术操作相对简便、减重效果良好、创伤小，且对于有 2 型糖尿病等代谢性疾病患者能够明显改善其代谢情况。Vidal 等学者对合并 2 型糖尿病的肥胖者进行临床对比研究表明，腹腔镜袖状胃切除术对治疗肥胖相关并发症具有明显优势。腹腔镜袖状胃切除术对老年肥胖尤其是合并代谢性疾病的患者,可作为首选的减重术式。

60. 什么是生物球囊减肥术

生物球囊减肥术是通过内镜将生物球囊置入胃中，来减小胃内容积，延迟胃排空，诱导饱腹感，从而减少食物摄入，以达到减肥的效果。其具有安全、有效、无创、简便、并发症少等优点，近年来得到快速发展，是目前流行的减肥术式之一。

具体操作方法：在常规麻醉后，第 1 次胃镜检查，排除胃溃疡、慢性胃炎等不宜行球囊治疗的情况，如无禁忌证，撤出胃镜，经口将球囊置入胃内。第 2 次胃镜检查，调整球囊于胃底部，并在胃镜观察下经注水管向球囊内注入混有亚甲蓝（便于发现球囊破裂）的生理盐水，注液量一般为400~700ml，使胀大的球囊与胃前后壁接触，撤出胃镜。第3次胃镜检查，以镜身可自胃小弯侧顺利通过为标准，在胃镜观察下抽出注水管，球囊自动闭合，操作完毕。术后6个月，一般可达到预期减肥效果，患者饮食习惯也得到改善，此时需取出球囊。常规麻醉后，胃镜下使用穿刺针从球囊注水闸对侧缘穿入球囊10cm，吸尽盐水，用夹钳夹住注水闸对侧缘囊壁，取出球囊。

61. 减重手术后营养管理原则是什么

术后营养管理的原则：

（1）每日摄入足够水分，一般应≥2000ml。

（2）每日摄入足够蛋白量，建议为60~80g/d，对于行胆胰分流并十二指肠转位术的患者，术后应在此基础上增加30%的蛋白摄入量。

（3）补充足量的多种维生素与微量元素，在术后3个月内，全部以口服咀嚼或液体形式给予。术后补充每日必需量的2倍，并额外补充适量的铁、枸橼酸钙、维生素D及维生素B_{12}。行胆胰分流并十二指肠转位术的患者，术后还应补充脂溶性维生素，包括维生素A、维生素D、维生素E及维生素K。

（4）尽量减少碳水化合物与脂肪的摄入。

62. 减重手术后的并发症有哪些，如何预防

（1）消化道并发症 出血、消化道瘘、胃食管反流、溃疡等。

（2）肺栓塞　肺栓塞是肥胖患者手术后的急性并发症之一，卧床将增加其发生率。以预防为主，建议术后早期离床活动，高危患者围手术期可适当给予抗凝药物。

（3）深静脉血栓形成（DVT）　DVT应以预防为主，对于高危因素患者推荐应用持续压迫装置，术后24小时皮下注射肝素或低分子肝素，建议早期下床活动。

（4）内疝　建议术中关闭系膜裂孔，防止术后内疝发生。

（5）呼吸系统并发症　对于有临床症状者，应给予吸氧，术后早期持续气道正压通气（CPAP），可降低术后发生肺不张和肺炎风险。

（6）胆囊炎和胆结石形成　可考虑给予熊去氧胆酸。

63. 围手术期的饮食如何管理

围手术期膳食需按照如下步骤进行：

（1）术前24小时给予无糖、无咖啡因、低热量或无热量清流食。

（2）手术日禁食。

（3）术后次日可开始酌量给予无糖、无咖啡因、低热量或无热量清流食，每15分钟进清流食1次。

（4）术后2天至3周给予低糖、低脂、无咖啡因清流食，每15分钟进水1次，每小时给予含热量清流食1次。

（5）术后3周至3个月给予低糖、低脂、无咖啡因半流质和软质食物。

（6）术后3个月以上逐步添加固体食物，直至恢复正常进食。

64. 2型糖尿病患者为什么需要化验血脂

2型糖尿病患者最主要的致死、致残因素是糖尿病的大血管并发症——动脉粥样硬化，而且糖尿病的大血管并发症也是2型糖尿病患者主要医疗花费所在。致动脉粥样硬化的原因不仅仅只有血糖紊乱，还包括肥胖、高血压、血脂异常、高尿酸血症等因素，它们常与血糖紊乱共存，且具有共同的发病基础，协同作用从而导致动脉粥样硬化，所以肥胖、高血压、糖尿病、血脂异常、高尿酸血症共同称为代谢综合征。动脉粥样硬化是冠心病、脑卒中的疾病基础，也就是说出现了动脉粥样硬化，冠心病、脑卒中的发生就具备了条件，至于什么时间出现症状就是早晚的事情了。

2型糖尿病患者如果要降低心脑血管事件发生的概率，降低致残率及致死率，就要延缓、预防动脉粥样硬化的出现。若要延缓和预防动脉粥样硬化的出现，就必须积极且全面地控制其危险因素。2型糖尿病患者以血糖紊乱为先症，其很可能同时合并了肥胖、高血压、血脂异常或高尿酸血症等危险因素。血糖紊乱仅是我们看到的“冰山一角”，作为医生需要全面了解每一个患者致动脉粥样硬化的危险因素，从而做到全面阻断动脉粥样硬化的危险因素，最终方能通过延缓、预防动脉粥样硬化的出现，降低心脑血管事件发生的概率。这也就是医生会在看诊糖尿病患者时建议化验血脂的原因了。

65. 中医综合疗法在肥胖治疗中起什么作用

中医学认为，肥胖的主要病机为脏腑功能失调，气血津液运化失司，水湿、痰浊、膏脂等蓄积于内，致体重增加。体质辨识和调整有助于改善肥胖患者的症状及预防相关疾病的发生。

穴位是人体经络体表的反应点，经络内达脏腑，外络肢节，沟通着人体内外上下，使其成为一个整体。

脏腑功能失调可以在穴位上出现压痛或者结节等变化，可以通过穴位的刺激达到调节内在脏腑功能的目的，运用穴位贴敷疗法，刺激和作用于体表腧穴相应的皮部，通过经络的传导，调整脏腑机能，健运水湿，活血通络，扶正祛邪，以经通脏。这种治疗方法可以使药物不经胃肠吸收，无损伤脾胃之弊，且易学易用。

耳是人体独立的器官，是人体的微观体系，耳部不同的分区反映人体不同的部位，通过刺激耳穴，也可达到内调脏腑功能的目的。

腰腹部是脏腑所居部位，为经络循行所过之处。按摩腹部腰部，刺激经络，可调节水液代谢。中医疗法是以经络理论为基础，通过不同的手法达到相同的治疗目的。因此，中医综合疗法重在调理脏腑，调和阴阳，从根本上去除病因。

66. 肥胖症患者如何进行中药治疗

健脾、利湿、化痰贯穿了肥胖治疗的始终，而调理足太阴脾经是治疗肥胖的根本。肥胖实证常以祛痰、利湿、通腑立法，代表方剂有二陈汤、五苓散、防己黄芪汤、大柴胡汤、防风通圣散、大承气汤系列等；虚证则多从健脾、温肾立法，代表方剂有四君子汤系列、肾气丸系列等。

67. 针灸治疗单纯性肥胖症的方法有哪些

针灸减肥有安全、可靠和无副作用的优点，方法主要有体针疗法、电针疗法、穴位埋线疗法、耳穴疗法、灸法。

68. 针灸治疗单纯性肥胖症的作用机制是什么

针灸治疗单纯性肥胖症的作用机制主要有两个：

（1）通过抑制食欲，减少摄入过多的热量，从而达到减肥效果。

（2）通过调节机体神经内分泌功能来促进患者体内过多脂肪的分解，实现减肥效果。值得注意的是，辨证取穴往往优于按部选穴。

69. 防止减重后体重反弹的措施有哪些

（1）行为治疗　加强对肥胖患者的宣传教育，使其树立战胜疾病的信心，为他们设置减重的靶目标，鼓励他们逐步达标。还应继续肥胖患者减重后的饮食、运动和体重管理，定期随访和指导。

（2）生活方式干预治疗　总热量控制在 5460~6300kJ/d 的轻度低热卡饮食是行之有效的，饮食结构以高碳水化合物、高膳食纤维、低脂肪为主。

（3）药物干预治疗　饮食和运动治疗效果有限或不佳时，可以辅以安全有效的减重药物。

70. 肥胖者如何进行自我检测

每天记录摄入食物的种类、量和摄入时间，进行了哪些运动，使用了哪些药物，改变行为后所得到的结果等。除此之外，经常量体重对长期保持适当体重是非常重要的。

71. 在保持减肥成果中如何应用心理疗法

心理疗法对于保持减肥成果是十分重要的。这种疗法既包括在管理措施中对患者进行一般性的心理疏导和支持，也包括对相关的精神疾患（如焦虑、抑郁等）进行针对性治疗。

72. 治疗肥胖儿童应该遵循什么原则

（1）限制儿童进食含糖量高的食物及饮料。

（2）按照医生推荐的量进食足够的蔬菜及水果。

（3）每天保证进食早餐。

（4）按照医生推荐的量进食恰当热量的食物。

（5）将全天进食的热量按恰当比例分配于一日三餐中，尽量不要吃零食，不要多次进食。

（6）家长尽量保证儿童在家中吃饭，限制其在外面的餐厅进餐。

（7）医生要根据患儿的年龄及性别推荐足够热量的饮食方案，以保证儿童正常生长发育。

（8）2 岁以下的儿童最好不要看电视。

（9）年龄稍大的儿童看电视时间每天限制在2小时以内。

 73. 肥胖儿童应如何预防并发症

（1）所有的肥胖儿童从3岁开始就应该监测血压。

（2）应该对9~11岁的肥胖儿童进行血脂代谢异常检查，方法为检查血脂全套；其他年龄段的儿童如果存在家族史或者其他危险因素也应该进行血脂全套检查。

（3）10岁以上的肥胖儿童应该监测空腹血糖并进行糖耐量实验。

（4）对于家族中存在肥胖、2型糖尿病以及心血管疾病患者的儿童应该每年定期随访。

 74. 肥胖儿童应该如何治疗并发症

肥胖症合并血脂异常的儿童应尽量避免和减少脂肪酸在体内的转化和聚集。①应该保证所需能量的25%~30%来自脂肪，<7%来自饱和脂肪酸，大约10%来自非饱和脂肪酸，<200mg/d来自胆固醇，不过多摄入脂肪类食物。②对于低密度脂蛋白显著升高的肥胖儿童，2岁以后植物性甾醇或植物性醇酯应用于替代常规脂肪摄入，应该达到2g/d；可以将可溶性植物纤维加入低脂、低饱和脂肪酸食物中。③存在高甘油三酯血症的肥胖儿童，食物中应该减少糖的摄入，不进食含糖的酒水及饮料，用复合碳水化合物替代食物中单一碳水化合物，增加鱼类食物的摄入。

肥胖症合并血糖异常的儿童，如果已经确诊为2型糖尿病的，

建议去儿科内分泌门诊接受正规治疗。如果是诊断糖耐量受损或者空腹血糖受损，则应该采取以下措施：①给予合理的饮食调整；② 3~6 个月后重复测量空腹血糖并进行糖耐量试验，如仍异常，可加用二甲双胍类药物改善胰岛素敏感性并降低血糖。

肥胖症伴血压异常的儿童，首先应该做的是重复测量，让患者休息 10 分钟后，坐位下重复测量上肢血压 3 次，第一次舍弃，记录第二次和第三次测量值并取二者平均，之后重新评估血压平均值。如果仍为高血压前期，则必须在 6 个月内定期随访，测量血压，同时应该积极对患儿进行肥胖知识的教育并普及肥胖的危害；此外，应该给予合适的减重方案，对体重进行严格管理。如果诊断为高血压 1 期，则必须在 1~2 周内对血压进行重新评估（测量 3 次，取平均值），同时给予相应的体重管理及肥胖教育。如重新评估的结果仍为高血压 1 期，则应该详细进行体格检查，询问家族史，行心脏及肾脏 B 超、血尿常规、肾功、血脂及血糖等检查。根据检查结果，如诊断为原发性高血压 1 期，无左心室扩大，则可继续随访 3~6 月；如为继发性高血压或者伴左心室扩大，则除基本生活干预外，还应加用降压药物；如果诊断为高血压 2 期，则除生活干预、体重管理及肥胖教育外，应进行全面查体及临床检查、实验室检查，并加用降压药，之后每 1~2 周随访一次，随访 3 个月后对血压重新进行评估。

75. 如何预防肥胖症

从儿童、青少年开始，从预防超重入手，积极改变生活方式，如改变膳食结构、增加体力活动、避免过度进食等。鼓励摄入低能量、低脂饮食。

肥胖症的预防包括以下 3 个方面：

（1）普遍性预防　普遍性预防是针对整个群体，其目的是稳定群体的肥胖水平，减少肥胖症的发生率，最终降低肥胖症的患病率，通过生活方式的改善来减少与肥胖相关的疾病，包括健康饮食、适当体力活动、减少饮酒。

（2）选择性预防　选择性预防是针对具有高危因子的人群进行相关教育，使他们能有效地处理这些危险因素，预防措施教育可在那些易于接近高危人群的地方进行，诸如学校、社区、社区卫生服务中心等。

（3）针对性预防　针对性预防是针对那些可能发展为肥胖症及其相关疾病的高危人群，即那些已经超重而未达肥胖症的个体，应防止他们的体重继续增加，减少肥胖相关性疾病的发病率。已有心血管疾病或 2 型糖尿病等疾病的个体应成为针对性预防的主要对象。

76. 儿童青少年如何预防肥胖

儿童青少年超重、肥胖已成为我国日益严重的公共卫生问题，是遗传、环境、社会等因素共同作用的结果。根据其相关影响因素，提出以下预防措施：

（1）父母与儿童青少年的超重、肥胖密不可分，其在饮食习惯及生活方式上都会对儿童造成重要影响。因此，提高父母的健康意识，使其了解肥胖相关知识，对改善儿童超重、肥胖有极其重要的意义。

（2）从学校出发，进行宣传教育，同时改善学校体育设施，组织必要的体育活动，增加儿童青少年体力活动的时间及种类。

（3）对儿童青少年进行健康教育，使其掌握必要的营养知识，形成良好的行为生活方式。

高脂血症篇

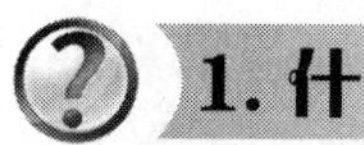

1. 什么是血脂

血脂即血液中的脂类物质,俗称血里的“油”,是血清中的胆固醇、甘油三酯和类脂的总称。我们平常所说的血脂主要指胆固醇和甘油三酯。

2. 什么是甘油三酯

甘油三酯广泛存在于人体各个组织器官及体液中，以脂肪组织中含量最多，高达 98% 以上。甘油三酯在体内以脂肪形式储存，构成了全身的皮下脂肪组织，不仅是人体能量的重要来源，而且形成了人体绝佳的隔热层，可防止人体热量散失，保持体温。此外，人体内脏组织周围也含有大量脂肪，起到保护垫的作用，可缓冲机械撞击，保护肌肉和内脏免受损伤。

3. 甘油三酯从哪里来

血脂的来源有 2 条途径，一条是外源性的，即我们每天所吃食物中的脂类物质经消化吸收进入血液而成；另一条是内源性的，就是在人体正常代谢过程中由肝脏、脂肪细胞及其他组织合成释放入血的。

血液中的甘油三酯大部分来自消化道的吸收，小部分来自体内游离脂肪酸的水解。肝脏是合成甘油三酯最主要的场所，但其不储存甘油三酯，合成后即释放入血，被转运至需要的组织、器官，为人体生命活动提供能量，剩余的部分则以脂肪的形式储存起来。

4. 什么是胆固醇

胆固醇是人体脂类物质的一部分，它存在于血液和体内的细胞中，是人体合成维生素 D、胆酸和类固醇激素的重要物质，也是构成细胞膜的主要成分，适量的胆固醇对维持生命活动、促进人体的发育和健康具有至关重要的作用。

5. 胆固醇是吃进去的吗

血胆固醇中，有 1/4 是吃进去的，3/4 是自身肝脏合成的。我们吃进去的胆固醇主要来源于肥肉、鸡蛋、内脏等“动物性食物”。

事实上，对于大多数健康人而言，天生就具有维持血液胆固醇稳定的机制，也就是说，如果从外部食物中摄入的胆固醇多了，自身合成的胆固醇就会相应减少，以控制总量不变，可以“维稳”。

虽然食物中摄入的胆固醇对人体血液中总胆固醇影响相对较小，但个体对胆固醇稳态的调节能力差异很大，有 15%~25% 的人对膳食胆固醇非常敏感，也就是“维稳”能力较差，即饮食摄入的胆固醇增多，会使体内血液中总胆固醇含量显著升高。而这些人群就要小心“病从口入”了。

6. 什么是脂蛋白

脂蛋白可简单理解为脂类和蛋白质的结合体。胆固醇和甘油三酯都是不溶于水的，它们必须被某些特殊的蛋白质（载脂蛋白）包裹才能存在于血液中，并在血中转运和代谢（这就好比不会游泳的人只有坐上了船，才能在江河中来去自如）。而甘油三酯、胆固醇等与这些特殊的蛋白质结合所形成的能够溶于水的复合物，即是脂蛋白。脂类以脂蛋白的形式在血液中运输和代谢。

7. 脂蛋白有哪些种类

脂蛋白有很多种，每一种都含有蛋白质、甘油三酯、胆固醇、胆固醇酯及磷脂等,只是不同脂蛋白中这些成分的比例有很大差异。

脂蛋白按其组成、密度和特性等差异，分为乳糜微粒、极低密度脂蛋白、中间密度脂蛋白、低密度脂蛋白、高密度脂蛋白及脂蛋白 a。

8. 什么是脂肪酸

脂肪酸是组成脂肪分子的基本单元,广泛存在于动植物油脂中。根据饱和度的不同，脂肪酸可以分为饱和脂肪酸、单不饱和脂肪酸和多不饱和脂肪酸。脂肪酸与蛋白质、维生素、矿物质一样，是人体的必需品。

（1）饱和脂肪酸　一般来说，动物性脂肪（如牛油、奶油和猪油）比植物性脂肪含饱和脂肪酸多。通常胆固醇含量高的食物也会富含饱和脂肪酸，即饱和脂肪酸与胆固醇食物同源。饱和脂肪酸摄入量过高可导致动脉粥样硬化，增加冠心病的患病风险。

（2）单不饱和脂肪酸　具有代表性的是油酸，绝大部分的天然油脂中都含有油酸，它具有降低低密度脂蛋白胆固醇（LDL-C）的效果，可以预防动脉硬化，而且不会降低对人体有益的高密度脂蛋白胆固醇（HDL-C）的水平。

（3）多不饱和脂肪酸　多不饱和脂肪酸在人体内有着广泛的用途，主要包括 ω-9、ω-6 和 ω-3 系列脂肪酸，可以合成二十二碳六烯酸（DHA）、二十碳五烯酸（EPA）、花生四烯酸（AA），它们在体内具有降血脂、改善血液循环、抑制血小板凝集、防止动脉粥样硬化斑块和血栓形成等功效，对心脑血管疾病有良好的防治效果。DHA 还能促进智力的发育，增强记忆力。

9. 血脂的正常范围是多少

临床上血脂检测的基本项目为：血清总胆固醇、血清甘油三酯（TG）、血清低密度脂蛋白胆固醇（LDL-C）、血清高密度脂蛋白胆固醇（HDL-C）。

《中国成人血脂异常防治指南（2016）》中规定血脂的合适范围为：

血清总胆固醇（TC）< 5.2mmol/L，即 200mg/dl。

血清甘油三酯（TG）< 1.70mmol/L，即 150mg/dl。

血清低密度脂蛋白胆固醇（LDL-C）< 3.4mmol/L，即 130mg/dl。

血清高密度脂蛋白胆固醇（HDL-C）≥ 1.0mmol/L，即 40mg/dl。

10. 什么是高脂血症

不少人提起高脂血症便将其等同于甘油三酯升高，其实不然。高脂血症通常指血清中胆固醇和（或）甘油三酯水平升高。事实上，高密度脂蛋白胆固醇（HDL–C）水平降低反而增加动脉粥样硬化的风险，我们称之为低 HDL–C 血症。因此，现代医学多将高脂血症和低 HDL–C 血症等统称为血脂异常。

高脂血症早期没有明显症状，但它对身体的损害是隐匿性的、进行性的、全身性的。长期高脂血症可导致动脉粥样硬化，增加心脑血管病的发病率和死亡率。

11. 血脂检查中仅一项指标升高可以诊断为高脂血症吗

临床工作中，从实用角度出发，我们又将高脂血症分为 4 种类型，分别是：①高胆固醇血症，血清总胆固醇升高；②高甘油三酯血症，血清甘油三酯升高；③混合性高脂血症，血清总胆固醇和甘油三酯均升高；④低高密度脂蛋白胆固醇血症，高密度脂蛋白胆固醇降低。因此，当患者血脂检查仅一项指标异常时，我们可以将其更为具体地诊断为高脂血症中的某一种类型，以方便患者的治疗。

12. 高脂血症有哪些临床表现

高脂血症临床表现隐匿，患者往往没有任何临床症状和体征，不易被早期诊断。高脂血症对身体的直接损害是加速全身动脉粥样硬化，其常与肥胖、高血压、冠心病、糖尿病等同时存在或先后发生，共同参与心脑血管疾病的发生，且一旦发病，往往发病率高、危害大、病情进展凶险。故高脂血症有“无声杀手”“隐形杀手”之称。

13. 发现黄色瘤应该怎么办

黄色瘤是一种异常的皮肤局限性隆起，由脂质局部沉积所引起，颜色可为黄色、橘黄色或棕红色，多呈结节、斑块或丘疹形状，质地一般柔软，可分布于眼睑、肌腱、肘、膝、臀等部位，其中，最常见的是眼睑周围扁平黄色瘤。发现黄色瘤提示可能存在血脂异常，应及时进行血脂检查。

14. 为什么会患高脂血症

高脂血症的病因有多种，大体可分为原发性和继发性。

（1）继发性高脂血症　能够找到引起血脂升高的明确病因的高脂血症为继发性高脂血症，多是由某些疾病或药物所引起的（表4）。

（2）原发性高脂血症　除了由系统性疾病或药物引起的继发性高脂血症外，其他所有的血脂升高皆为原发性高脂血症。原发性高脂血症多原因不明，认为是由遗传基因与环境因素相互作用的结果。遗传因素多导致家族性高脂血症，环境因素包括饮食、运动、吸烟等。

表4 引起继发性高脂血症的疾病和药物

疾病	药物
糖尿病	噻嗪类利尿药（如呋塞米）
甲状腺功能减退症	β－受体阻滞剂（如心得安）
妊娠	雌激素
肥胖	孕激素
嗜酒	雄激素
肾病综合征	糖皮质激素
慢性肾功能衰竭	
库欣综合征	
肝病	
高尿酸血症	

15. 吃什么易患原发性高脂血症

饮食是导致原发性高脂血症最关键的因素。高热量、高脂肪、高胆固醇类食物均可使患者血脂水平升高。如高热量的甜食（奶油蛋糕、巧克力等）进入人体后可迅速转变为脂肪，使血液中甘油三酯水平升高；胆固醇含量高的动物内脏（猪肝、猪心、猪脑等）、蛋黄、蟹黄、鱼子等摄入过多会使血液中胆固醇水平升高；而肥肉、油煎食物、油炸食物脂肪含量较高，食入后亦会使血脂升高。

16. 吃过多海鲜会引起高脂血症吗

虾、蟹、贝壳类含胆固醇较高，过多食用可使人体血液胆固醇升高。但是，我们需认识到，饱和脂肪酸有更强的升高胆固醇的作用。虾、蟹类等胆固醇含量虽高，但它们的饱和脂肪酸含量较低，所以升高胆固醇的作用反而不如含饱和脂肪酸多的椰子油与棕榈油。并且，虾、蟹类海鲜的胆固醇大多集中在头部和卵黄中，食用时只要除去这两部分，就不至于摄入过多的胆固醇。

深海鱼含有丰富的多不饱和脂肪酸，可以降低甘油三酯和低密度脂蛋白胆固醇，减少心血管疾病的发病率。

因此，血清胆固醇升高者并不是一点海鲜都不能碰。有度才有健康，预防高脂血症的关键在于控制食物的总摄入量，尽量少食富含饱和脂肪酸及胆固醇的食物。

17. 肥胖者更容易患高脂血症吗

肥胖和高脂血症是一对“密友”，经常相伴而行。肥胖者血脂升高可能与以下因素有关：

（1）饮食因素　这是最为常见的因素，也是最重要的因素。肥胖患者往往吃得多，摄入的高脂、高胆固醇食物较多，造成脂肪堆积的同时，可使血脂增高。

（2）遗传因素　有家族遗传倾向的肥胖者，常同时伴有脂质代谢方面的异常，甚至该家族中体重正常者亦可有高脂血症。

（3）内分泌代谢因素　肥胖者常存在胰岛素抵抗及其他代谢紊乱。

 18. 瘦人应该不会患高脂血症吧

通常人们一提到高脂血症就会想到肥胖，似乎高血脂只是肥胖人群的专利。肥胖者容易得高脂血症，但这并不等于说瘦人就不会得高脂血症。事实上，体重指数正常甚至偏瘦的人同样可罹患高脂血症，这与高脂血症的病因有关。

原发性高脂血症是环境及遗传基因相互作用的结果。如果存在家族遗传，瘦人同样可以患上高脂血症。而某些继发于糖尿病、肝肾疾病、甲状腺功能低下等疾病的患者则不论体重是否正常均可罹患高脂血症。

 19. 吸烟会使血脂升高吗

吸烟对血脂代谢有重要影响，可使血清甘油三酯（TG）水平升高、血清高密度脂蛋白胆固醇（HDL-C）水平降低。这可能与烟草中的尼古丁和一氧化碳的作用有关，被动吸烟者血脂变化与吸烟者相似，戒烟后血脂可恢复正常水平。

 20. 饮酒对血脂有影响吗

适量饮酒不仅可使低密度脂蛋白胆固醇（LDL-C）浓度降低，而且可使高密度脂蛋白胆固醇（HDL-C）升高。因此有人认为，适量饮酒可使患冠心病的危险性下降。

但是，长期或大量饮酒，对肝脏过度刺激，可使肝脏合成甘油

三酯增多，血液中脂蛋白浓度增高，导致高脂血症、脂肪肝、肝硬化。同时，饮酒可以导致自身的食欲下降，影响正常进食，从而导致营养缺失。

21. 饮茶对血脂有影响吗

在我国古代文献中就有茶可“解油腻”“去人脂”的记载。饮茶可降低人体血液中总胆固醇、甘油三酯和低密度脂蛋白胆固醇，同时增加高密度脂蛋白胆固醇，加速脂肪和胆固醇的代谢。如绿茶是未经发酵的茶，所含各种营养素、维生素和微量元素等比经发酵加工的红茶多，在调节血脂代谢、防止动脉粥样硬化的作用方面也被认为优于红茶。

22. 高脂血症对人体有哪些危害

我国血脂异常的患病率高达 18.6%，与心脑血管疾病的发生发展密切相关，威胁着现代人的健康。高脂血症的危害具有隐匿性、渐进性和全身性的特点，前期易被人们忽视，一旦发病，则会引起心、脑、肾等重要脏器的损害。

（1）危害大动脉　大量脂类物质在血浆中沉积移动，使得血液流速降低，通过氧化作用，酸败后沉积在动脉血管内皮上，并长期黏附在血管壁上，损害颅内动脉、冠状动脉、肾动脉等大动脉的血管内皮。

（2）导致高血压　高血脂使得人体动脉粥样硬化形成后，动脉弹性下降,同时还会使血管紧张素转换酶被大量激活,促使血管痉挛,诱发肾上腺分泌升压素,导致血压升高。

（3）导致冠心病　当血管壁因长期过多血脂沉积而形成动脉粥样硬化后，会使得冠状动脉管腔变窄、血流量变小，冠状动脉弹性下降、易痉挛等，导致心肌－血液灌注减少，造成心肌缺血，从而引发心绞痛、心肌梗死等冠心病临床症状。

（4）危害肾功能　高脂血症引起肾动脉粥样硬化后，使得肾动脉管径变窄，肾组织供血不良，导致肾功能受损。

23. 高脂血症与动脉粥样硬化有什么关系

高血脂与动脉的关系就好比河中的泥沙与河流的关系。当河水中泥沙过多时就会沉积在河底，久而久之形成淤泥，阻碍河水的顺畅流动。同样的，正常的动脉管壁是光滑而富有弹性的，当血液中存在过多的胆固醇等物质时，它们会慢慢沉积在血管壁上，并逐渐增多增大，最终形成“斑块”。

斑块形成后会使动脉管壁僵硬，管腔逐渐狭窄或闭塞，我们称之为动脉粥样硬化。动脉粥样硬化会阻碍血液的通畅流动，造成组织器官的缺血，进而发生各器官功能障碍，引起心、脑、肾等重要器官的损害。

24. 高脂血症与冠心病有什么关系

冠心病即冠状动脉粥样硬化性心脏病（CHD）的简称。冠状动脉是供给心脏养分的动脉，若冠状动脉发生粥样硬化，冠状动脉的血管腔会变得狭窄，甚至被完全阻塞，从而使心肌的血液供应减少或缺失，干扰心脏的正常工作，引发一系列心脏疾病。

血清中胆固醇水平与冠心病的发病关系最为密切。血清中总胆固醇（TC）和低密度脂蛋白胆固醇（LDL-C）水平越高，动脉粥样硬化的危险性就越大，冠心病的发病率也就越高。而降低血中 TC 或 LDL-C 水平，能预防和逆转动脉粥样硬化的发生和发展。

冠心病不仅与胆固醇水平关系密切，近来研究表明，血甘油三酯（TG）水平升高也可导致冠心病的发生。血 TG、LDL-C 水平升高及高密度脂蛋白胆固醇（HDL-C）水平降低，对冠心病的发病有协同作用，它们之间相互影响，共同导致了冠心病的发生。

25. 高脂血症与高血压有什么关系

心脏收缩时有大量血液瞬间流入动脉，此时对动脉产生的压力最高，称为收缩压，也叫“高压”；而心脏舒张时，血液由大动脉逐渐流向外周组织器官，此时的压力称为舒张压，也叫“低压”。临床上，收缩压≥ 140mmHg 和（或）舒张压≥ 90mmHg 即为高血压。

血压的高低与血管壁的弹性密切相关。当血管壁弹性较差时，为了维持组织器官的正常供血，血压就会代偿性升高。这就好比给田地灌溉时，当水渠不够通畅时，就需要增加水源的压力及水量才能保证水流顺利抵达各块田地。

高脂血症时，过多的胆固醇等脂类物质会在血管内壁上沉积，导致动脉管壁僵硬及狭窄，增加了血管的阻力，此时机体就会相应地做出调节，升高血压，以保证有足够的血流量供应各个器官。

高脂血症和高血压是互为因果的两种疾病，两者常同时存在于一个患者身上，且两者均为冠心病的重要危险因素，两者并存时对心脑血管危害更大。

26. 高脂血症与脑卒中有什么关系

脑卒中即人们常说的“中风”，它是由供应脑部血液的动脉血管狭窄、闭塞或破裂引起的。脑卒中是严重威胁人类健康的常见疾病，其高发病率、高致死率和高致残率给社会和家庭带来了沉重的经济和精神负担。

脑卒中分为缺血性脑卒中和出血性脑卒中。出血性脑卒中包括脑出血和蛛网膜下腔出血。缺血性脑卒中是由于血管狭窄或闭塞所致的脑部血液供应不足，引起相应部位脑组织缺血、缺氧而坏死的疾病。

动脉粥样硬化是促使脑卒中发生及发展的重要因素，而高脂血症又与动脉粥样硬化密不可分，因此，高脂血症亦是脑卒中的危险因素。不少研究表明，血清胆固醇及甘油三酯水平越高，缺血性脑卒中的发病率就越高，而高密度脂蛋白胆固醇（HDL-C）水平对缺血性脑卒中的发生则起保护性作用。临床资料表明，通过他汀类药物治疗降低血脂后，可显著降低缺血性脑卒中的发病率。

27. 高脂血症与糖尿病有什么关系

高血脂与高血糖的关系就如同“姐妹”一样，是相互影响、相互促进的，因此被人们称为“姐妹病”。据统计，大约有 50% 的 2 型糖尿病患者同时伴有血脂异常。糖尿病患者血脂异常的特点是甘油三酯增高（TG）和高密度脂蛋白胆固醇（HDL-C）降低。

糖尿病引起血脂异常的原因有：① 2 型糖尿病患者体内存在胰岛素抵抗或胰岛素分泌不足时，体内分解代谢脂类物质的脂酶活性也是降低的，因此容易导致血脂紊乱；②糖尿病患者本身除糖代谢紊乱外，往往同时伴有脂肪、蛋白质的代谢紊乱，更多的游离脂肪酸从脂肪库中分解释放出来，使血液中甘油三酯及游离脂肪酸浓度升高；③ 2 型糖尿病患者本身存在多饮、多食的症状，加之运动量也减少的话，会使体内脂类物质生成增多、分解减少，这也是造成血脂升高的原因之一。

反之，肥胖伴血脂异常的患者体内胰岛素受体数量往往会相对减少，从而产生胰岛素抵抗，容易诱发糖尿病。

28. 高脂血症与肥胖有什么关系

随着人们生活水平的提高和生活方式的改变，尤其是饮食结构的变化，肥胖和高脂血症的发病率逐年升高，且呈现年轻化趋势，已成为全球性重大公共卫生问题之一。

肥胖是引起胰岛素抵抗最常见的原因，而胰岛素抵抗又可以导致脂类物质代谢紊乱形成高脂血症，因此单纯性肥胖病常并发高脂血症。另外，肥胖者常不能有效控制饮食，摄入过多高热量、高脂肪食物，易导致血脂升高。研究发现，体重每增加 10%，血浆胆固醇相应地增加 12 mg/dl。

单纯性肥胖患者并发血脂异常时会引起许多不良影响，包括高血压、冠心病、脑血管意外等严重心脑血管疾病以及脂肪肝、胆结石等。积极治疗肥胖病及高脂血症对预防心脑血管疾病有极为重要的意义。

29. 高脂血症与脂肪肝有什么关系

脂肪肝又称肝细胞的脂肪变性，是指由各种原因导致的脂肪在肝脏中的过度沉积。脂肪肝的发生被认为是多因素综合作用的结果，包括高脂高热量饮食、肥胖、高血糖、高血压、嗜酒等。

脂肪肝患者往往伴发高血脂，血脂代谢紊乱导致脂肪在肝细胞内过多蓄积是引起脂肪肝的机制之一。动物实验表明，给予大鼠持续 12 周的高脂饮食即可导致大鼠患脂肪肝。研究发现，脂肪肝患者肝细胞内脂肪成分主要是甘油三酯，其次为少量胆固醇、磷脂及胆固醇脂。重度脂肪肝患者肝细胞内脂肪成分中甘油三酯所占比例更高，提示血脂成分中甘油三酯异常可能是导致脂肪肝形成的主要原因。而且，随着脂肪肝病情加重，血脂异常的发生率亦明显增高。

脂肪肝与高脂血症的发生均与人们的饮食习惯有很大关系，保持良好的饮食习惯及合理的饮食结构、适当体育锻炼、减少烟酒刺激，即可在一定程度上远离脂肪肝与高脂血症。

30. 高脂血症与甲状腺功能减退症有什么关系

甲状腺功能减退症（简称甲减）患者常合并高脂血症，而大约

10%~15% 的患者高脂血症是由甲状腺功能减退引起的。可见，甲减是导致血脂异常的重要危险因素之一。

关于甲减导致高脂血症的机制可能有以下 3 种原因：①甲状腺激素能刺激低密度脂蛋白（LDL）受体活性，使 LDL 清除率下降；②甲状腺激素对脂蛋白脂酶的活性也有影响，甲减时脂蛋白脂酶活性下降，对脂类的分解代谢减少，甘油三酯（TG）等清除率下降，总胆固醇（TC）、胆酸排泄减少，最终造成 TC、TG 升高；③甲状腺激素能够使载脂蛋白 B 清除减少，而载脂蛋白 B 是低密度脂蛋白胆固醇（LDL-C）的主要结构蛋白，因此，甲减时 LDL-C 升高。

此外，国内外研究表明，高甘油三酯对甲状腺功能亦有重要影响，血清甘油三酯水平越高，甲减的患病率也随之升高。这可能与血清甘油三酯升高后产生的“脂毒性”有关，甲状腺可能是脂毒性的靶器官之一。

31. 什么是代谢综合征

代谢综合征是一组临床综合征，它是指肥胖、高血糖（糖调节受损或糖尿病）、高血压以及血脂异常等多种紊乱同时发生在一个个体身上。研究表明，代谢综合征患者是发生心脑血管疾病的高危人群，与非代谢综合征人群相比，其罹患心脑血管病和 2 型糖尿病的危险均显著增加。

32. 代谢综合征的诊断标准是什么

适用于我国人群的代谢综合征诊断标准应具备以下 3 项及以上：

（1）中心型肥胖和（或）腹型肥胖　腰围男性≥90cm，女性≥85cm。

（2）高血糖　空腹血糖≥6.10mmol/L或糖负荷后2小时血糖≥7.8mmol/L和（或）已确诊为糖尿病并治疗者。

（3）高血压　血压≥130/80mmHg和（或）已确诊为高血压并治疗者。

（4）空腹甘油三酯（TG）≥1.7mmol/L（150mg/dl）。

（5）空腹HDL-C＜1.0mmol/L（40mg/dl）。

33. 高脂血症与代谢综合征有什么关系

代谢综合征患者血脂异常的发生率比普通人群高。代谢综合征患者血脂异常的特点是甘油三酯（TG）、低密度脂蛋白胆固醇（LDL-C）水平升高，尤其是小而密低密度脂蛋白胆固醇（sLDL-C）升高，而高密度脂蛋白胆固醇（HDL-C）水平降低。研究表明，sLDL-C升高是动脉粥样硬化性疾病的独立危险因子，与颗粒较大的LDL-C相比，sLDL-C更易致动脉粥样硬化。

代谢综合征患者血脂异常的机制是由于脂肪组织的胰岛素抵抗及某些脂酶活性增强，使脂肪组织的甘油三酯分解增加，释放出的游离脂肪酸经血循环流向肝脏，使其有足够原料合成更多极低密度脂蛋白（VLDL）。在胰岛素抵抗和（或）胰岛素敏感性降低的情况下，机体清除VLDL及乳糜微粒的能力减弱，导致血中VLDL和（或）乳糜微粒增加。

代谢综合征患者治疗的目的是预防心血管病及2型糖尿病的发

病。已患心血管疾病的患者，则要预防心血管事件再发。治疗原则是在生活方式干预的基础上，针对代谢综合征及其各个异常组分进行处理。

34. 什么是急性胰腺炎

急性胰腺炎是胰腺组织的急性炎症反应，分为轻症急性胰腺炎和重症急性胰腺炎。急性胰腺炎的病因甚多，包括胆石症、大量饮酒、暴饮暴食、高脂血症等，其中胆石症、大量饮酒是引起急性胰腺炎最常见的原因，而高脂血症次之。高脂血症引起的胰腺炎称为高脂血症性胰腺炎。

35. 高脂血症性胰腺炎和其他原因所致胰腺炎有什么区别

近年来，随着高脂血症越来越普遍，高脂血症性胰腺炎的发病率亦逐渐升高。研究表明，以甘油三酯升高为主的血脂异常可引起急性胰腺炎，而高胆固醇血症一般不会引起急性胰腺炎。

高脂血症性胰腺炎具有一定的临床特点，其血淀粉酶升高程度与胰腺炎的严重程度常不成比例，且早期易出现器官衰竭，后期易合并胰腺假性囊肿和脓肿。高脂血症在病程中还可加重急性胰腺炎，使轻症急性胰腺炎向重症急性胰腺炎发展。因此，高脂血症性胰腺炎治疗上强调在急性胰腺炎控制后继续控制甘油三酯水平，并长期监测血脂水平，防止急性胰腺炎复发。

36. 怎么才能知道自己是否患了高脂血症

血脂升高本身既无症状，也无体征，要对高脂血症做出诊断，就必须进行血液化验。这一般需要我们到医院去，从手臂上抽取1~2ml 血，再对其中脂类物质的含量进行测定。

目前临床上血脂检测的基本项目为总胆固醇（TC）、甘油三酯（TG）、低密度脂蛋白胆固醇（LDL-C）、高密度脂蛋白胆固醇（HDL-C）。

亦有通过扎手指取一滴血化验血脂的方法，但这种方法一般只能测出 TC 的浓度，并不能全面反应血脂的情况。因此，要做出高脂血症的诊断应到医院抽取静脉血进行化验方可确定。

37. 什么是血清总胆固醇

血清总胆固醇（TC）是指血清中各类脂蛋白所含胆固醇之总和，即极低密度脂蛋白胆固醇（VLDL-C）、低密度脂蛋白胆固醇（LDL-C）和高密度脂蛋白胆固醇（HDL-C）中所含胆固醇的总和。

38. 人体血清胆固醇的合适水平是多少

根据《中国成人血脂异常防治指南（2016）》，胆固醇参考值如下（表5）：

表 5　《中国成人血脂异常防治指南》胆固醇参考值范围（mmol/L）

	TC	LDL-C	HDL-C
合适水平	＜5.2	＜3.4	≥1.0
边缘升高	≥5.2 且＜6.2	≥3.4 且＜4.1	
升高	≥6.2	≥4.1	≥1.5
降低			＜1.0

39. 影响血清总胆固醇水平的因素有哪些

影响总胆固醇（TC）水平的因素主要有：①年龄与性别：TC 水平随年龄增长而上升，但 70 岁以后不再上升甚至有所下降，中青年女性低于男性，女性绝经后 TC 水平较同年龄男性高；②饮食习惯：长期高胆固醇、高饱和脂肪酸摄入可使 TC 水平升高；③遗传因素：与脂蛋白代谢相关的酶或受体基因发生突变，是引起 TC 显著升高的主要原因。

40. 血清胆固醇水平升高会有哪些危害

血液中胆固醇水平长期升高会导致多余的胆固醇沉积在动脉壁上，最终引起动脉粥样硬化性疾病，如冠心病、缺血性脑卒中等。血清 TC 水平越高，冠心病发病率也越高。血清 TC 水平每升高 1%，冠状动脉疾病风险升高 2%。

血液中低密度脂蛋白胆固醇（LDL-C）水平升高是动脉粥样硬化发生、发展的主要危险因素。在各种危险因素中，LDL-C 升高也是冠心病最主要的、独立的危险因素，降低 LDL-C 水平是防治冠心病最有效的措施之一。

此外，高密度脂蛋白胆固醇（HDL-C）水平降低时，冠心病、脑卒中的危险性也会增加。HDL-C 具有抗动脉粥样硬化的作用，它可以将血管壁内的胆固醇转运至肝脏进行分解代谢。研究显示，高 HDL-C 与冠心病及缺血性脑卒中的发病呈负相关。

41. 血清甘油三酯的合适水平是多少

临床上所测定的甘油三酯（TG）是指血液中所有脂蛋白所含甘油三酯的总和，即总甘油三酯。

根据《中国成人血脂异常防治指南（2016）》，空腹（禁食 12 小时后）血 TG ＜ 1.7mmol/L（150mg/dl）为合适水平；TG ≥ 1.7mmol/L（150mg/dl）且＜ 2.3mmol/L（200mg/dl）为边缘升高；TG ≥ 2.3mmol/L（200mg/dl）为升高。

42. 血清甘油三酯水平受哪些因素影响

血清甘油三酯（TG）水平受遗传和环境因素的双重影响，与种族、年龄、性别及生活习惯（如饮食、运动等）密切相关。TG 水平在同一个体及不同个体间差异较大。同一个体的 TG 水平受饮食和不同时间等因素的影响，所以同一个体多次测定时，TG 值也可能有较大差异。

43. 高甘油三酯血症患者少吃点油、饭后喝普洱茶就可以万事大吉了吗

甘油三酯增高与饮食和生活方式不当密切相关，不管患者初始时甘油三酯水平如何，改变生活方式（如合理饮食、适量运动、控制体重、适量饮酒和戒烟等）应作为治疗高甘油三酯血症的基石。但是，并非所有患者通过改变生活方式都能有效控制其甘油三酯水平，此时，就须开始药物治疗，多管齐下才能取得满意的控制效果。

44. 血清甘油三酯水平升高有哪些危害

随着人们生活水平的提高，高甘油三酯血症日益多见。高甘油三酯有直接致动脉粥样硬化的作用。研究显示，高甘油三酯与脑卒中和冠心病独立相关，即使血清低密度脂蛋白胆固醇（LDL-C）得到最佳控制，甘油三酯增高（≥ 2.3mmol/L）者，其死亡、心肌梗死和急性冠状动脉综合征发病的风险仍较甘油三酯水平＜ 2.3mmol/L 者高 50%。因此，在降胆固醇的同时，也应充分重视对于高甘油三酯血症的干预。

此外，血清甘油三酯水平重度升高是引起急性胰腺炎的原因之一，当甘油三酯高于 5.6mmol/L（500mg/dl）时，急性胰腺炎的发病风险增加。

45. 什么是血清低密度脂蛋白胆固醇

血清低密度脂蛋白胆固醇（LDL-C）是指血清中低密度脂蛋白

（LDL）中所含的胆固醇。因 LDL 中胆固醇含量占 LDL 比重的 50% 左右，故 LDL–C 浓度基本能反映血液 LDL 总量。临床上通过测定 LDL–C 的浓度来反映 LDL 的水平。

46. 低密度脂蛋白和低密度脂蛋白胆固醇是一回事吗

低密度脂蛋白（LDL）并不等同于低密度脂蛋白胆固醇（LDL–C）。LDL 是脂蛋白的一种，而低密度脂蛋白胆固醇是指 LDL 中所含胆固醇的量。

47. 为什么说低密度脂蛋白胆固醇是“坏胆固醇”

对人体健康存在严重危害的主要是胆固醇异常，尤其是低密度脂蛋白胆固醇（LDL–C）过高。LDL–C 水平升高，过多的胆固醇就会沉积于动脉管壁，再加上其他损害血管内皮因素的共同作用，就会形成粥样斑块。这些斑块就像血管中的“不定时炸弹”，斑块一旦破裂，会导致血栓形成，从而造成血管狭窄或直接导致急性心梗、脑卒中，甚至猝死。因此，LDL–C 是目前血脂检测的重要指标。即使总胆固醇（TC）水平不是很高，而 LDL–C 过多，仍应引起重视。

48. 什么是血清高密度脂蛋白胆固醇

血清高密度脂蛋白胆固醇（HDL–C）是指血清中高密度脂蛋白（HDL）中所含胆固醇的量。由于高密度脂蛋白中胆固醇含量比较稳定，故目前临床多通过检测其所含胆固醇的量（即 HDL-C）来间接了解血液中 HDL 水平。

49. 为什么说血清高密度脂蛋白胆固醇是“好胆固醇”

高密度脂蛋白在调节胆固醇平衡方面起重要作用，它可将外周组织如血管壁内的胆固醇运回肝脏进行分解代谢，减少胆固醇在血管壁内的沉积，起到防止动脉粥样硬化的作用。除此之外，高密度脂蛋白还具有抗氧化、抗炎、抗血栓形成及改善血管内皮功能等作用，是一种保护性脂蛋白。因此，如果仅仅是高密度脂蛋白胆固醇较多，就对身体健康并没有太大影响。

50. 血清高密度脂蛋白胆固醇水平受哪些因素影响

血清高密度脂蛋白胆固醇（HDL-C）水平受多种因素影响。严重营养不良者，伴随血清总胆固醇明显降低，血清 HDL-C 水平也降低；肥胖者 HDL-C 往往也偏低；糖尿病、肝炎和肝硬化等疾病可伴有低 HDL-C；高甘油三酯血症患者往往伴有低 HDL-C；吸烟可使 HDL-C 水平下降。运动和少量饮酒会使 HDL-C 升高。

51. 哪些人群应重视血脂检查

血脂检查的重点对象包括：①已有冠心病、脑血管病或周围动脉粥样硬化疾病者；②伴高血压、糖尿病或肥胖、吸烟者；③有冠心病或动脉粥样硬化家族史者，尤其是直系亲属中有早发冠心病或其他动脉粥样硬化证据者（指男性一级直系亲属在55岁前或女性一级直系亲属在65岁前患缺血性心血管病）；④有皮肤或肌腱黄色瘤及跟腱增厚者；⑤有家族性高脂血症者。

从预防的角度出发，建议20~40岁成年人至少每5年测定一次血脂；建议40岁以上男性和绝经后女性每年进行血脂检查；对于缺血性心血管疾病及其高危人群，则应每3~6个月测定一次血脂。

52. 血脂检查前应注意什么

如今，血脂检查已成为体检的常规项目，但是血脂的测定容易受外界因素的干扰，特别是饮食的影响。所以，在抽血前，患者需要做好各种准备，以免造成“冤假错案”，增加不必要的心理负担，甚至吃了不该吃的药。那么，怎么做才能保证化验结果真实可靠呢?下面我们将结合具体的几个案例进行详细讲解。

（1）3天内避免高脂饮食

病例1：按照医生的嘱咐，王女士周一清晨空腹来医院化验血脂。结果显示甘油三酯偏高。原来，周末2天，王女士全家聚会，自然少不了一番大吃大喝。

错误之处：化验前一日进食了大量高脂肪的食物，从而影响血脂的化验结果。

建议：血脂尤其是甘油三酯容易受短期摄入食物中脂肪含量的影响而升高。我们曾经遇到过这样的患者，化验前一天吃了很多烤鸭，第二天抽出来的血都是乳糜状的，这种“浑浊”的血液透光度差，肯定会影响化验结果。所以，在抽血前 3 天内应避免日常生活以外的高脂饮食，如聚餐等，以免造成血脂升高的假象。

（2）保持平时的饮食习惯

病例 2：张女士因为血脂异常，已经吃药治疗 1 个月了，明天要去复查，她特别希望这次化验结果是正常的，所以近几天吃饭非常注意，油腻的东西一概不吃，只吃青菜。

错误之处：这种做法类似“作弊”行为，有可能拿到一张正常的化验结果，不过是“假的”，从而让血脂这个心脑血管疾病的“罪犯”逍遥法外。

建议：抽血化验前 2 周内要保持往常的生活习惯和饮食习惯，才能反映出真实的血脂情况，这样才可以判断是否需要接受药物治疗、正在服用的药量是否合适等。

（3）抽血前一天不能喝酒

病例 3：李先生约好今天要见一个客户，在餐桌上，李先生对客人说：“我明天去体检，要化验血脂，您自己多吃点，我就不吃太多荤菜了，陪您喝两杯酒吧。”

错误之处：不只是吃饭，饮酒也能影响血脂的浓度。饮酒会明显升高血液中甘油三酯的浓度，降低高密度脂蛋白胆固醇的浓度，最终导致化验结果出现误差。

建议：临床上发现，大量饮酒者 2~3 天内的血脂浓度，尤其是甘油三酯的浓度常常显著升高。所以，抽血前 3 天内不能有大量饮酒的情况，24 小时内连少量饮酒都不可以。

（4）需空腹 10~12 小时

病例 4：赵大爷昨天家里来客人，高朋满座，热闹极了，晚上快11点才吃完饭。第二天一大早，他就赶去医院抽血化验血脂了。

错误之处：患者一般只知道做血脂检查需要空腹，但对空腹多长时间及其他注意事项了解甚少，往往造成不准确的检验结果。

建议：在餐后，血脂尤其是甘油三酯的浓度会明显升高，一般来说，餐后2~4小时，血脂浓度达到最高峰，8小时后基本恢复至空腹水平。但由于不同个体的代谢能力不同，为了准确起见，最好是空腹10小时以上再化验。不过，如果空腹时间过长，也可因身体里储存的脂肪被“动员”起来，会使甘油三酯的浓度升高，影响血脂测定结果，所以饿的时间也不要太长，以空腹10~12小时较为适宜。比如说，如果想在早晨8点抽血，前一天晚上8点以后就不能再进食了，只可以少量饮水，晚上10点以后最好连水也不要喝了。

血脂检测的化验单中，参考的正常值范围也是依据空腹时间12小时左右的结果制订的。因此，只有严格按照要求的空腹时间，才能够得到准确的结果，进而和标准的参考范围进行比较。

（5）早饭喝粥也不行

病例5：老周年纪大了，担心饿的时间长了会头晕，于是抽血前在家喝了一碗粥。老周以为，粥里没有油，不会影响血脂检查结果。

错误之处：粥虽然只是碳水化合物，但也会影响脂类代谢。

建议：在人体内，脂类、糖类、蛋白质三大代谢系统会互相影响，除了油脂，许多其他营养素的摄入也会引起血脂水平变化。例如，大量吃糖也会引起甘油三酯水平升高。所以，在抽血前的12小时内，所有的食物都不能吃，必须保证绝对空腹。

（6）剧烈运动后休息5分钟再抽血

病例6：老魏早晨出门晚了，没打上车，眼看着医院抽血的时间就要结束了，就一路小跑去了医院。老魏爬上三楼，直奔抽血窗口，累得直喘粗气，但及时抽上了血。

错误之处：剧烈运动对血脂也有一定的影响。

建议：体位会影响水分在血管内外的分布，进而影响血脂的浓度。研究表明，站立 5 分钟，可使血脂浓度提高 5%；站立 15 分钟，即可提高 16%。因此，化验前一天最好不要进行剧烈的体育运动。在抽血前应先在椅子上坐着休息 5~10 分钟，如果不能坐着，至少应先保持安静，休息 5~10 分钟再抽血。

（7）感冒好了再体检

病例 7：单位组织体检，杨女士没好意思拖大家的后腿，虽然自己正在感冒，但还是跟着大家一起去体检了。

错误之处：血脂水平可随着某些生理及病理状态而变化，如创伤、急性感染、发热、心肌梗死，还有妇女的月经期、妊娠期等，这时候检查出来的血脂都不是真实的。尤其是急性感染期，血脂会明显异常。

建议：人们应该在身体状态比较稳定的情况下进行化验，如近期无急性病、外伤、手术等情况。妊娠后期、哺乳期的女性，各项血脂化验都会升高，所以这个阶段的化验结果仅供参考。若要得到可靠的结果，应在停止哺乳后 3 个月再抽血化验。

（8）请心内科医生分析结果

病例 8：很多患者在拿到化验单后，第一反应就是问检验科的人员，化验是否有问题，或者对照化验单上的参考值自己进行“分析”。

错误之处：血脂化验单上的参考值范围只适用于无心血管疾病等普通人群，对心脑血管病患者及高危人群、糖尿病患者等群体的指导意义较小。以低密度脂蛋白胆固醇为例，130mg/dl 对正常人或心血管病低危人群而言，属于正常范围；而对于糖尿病或其他心血管病的高危患者而言，则属于过高。此时患者应开始药物治疗，并争取将低密度脂蛋白胆固醇降至 100mg/dl 以内；如果同时合并糖尿病、肥胖等多个高危因素，应把低密度脂蛋白胆固醇控制在 80mg/dl 以内。

建议：每个人的心血管疾病危险因素不同，血脂的标准值也是不一样的，不能一概而论，一定要请专业的心内科医生分析。自己是否患有高血压、糖尿病，是否吸烟等，在就诊时都要诚实告诉医生，以便医生能先进行心血管病的危险分层，然后根据分层结果来确定血脂治疗的目标值。也就是说，不同危险程度的患者，应有不同的血脂合适水平。

（9）一次化验结果异常别紧张

病例 9：郭先生拿到体检报告单，看到自己的血脂结果有问题，心里可着急了。向朋友四处打听他们在吃啥药，然后赶紧买来吃上。

错误之处：在判断是否存在高脂血症或决定治疗措施之前，至少应有两次血脂检查结果作为参考。

建议：体内血脂水平在不同阶段会有一定范围的变动，更何况还有上述诸多因素会影响血脂的检查结果，并且所有的治疗药物都有不良反应，能不用药就尽量不用药。所以，如果检验结果接近或刚刚超过参考值，应间隔 1 周，在同一家医院的实验室再次抽血复查，尽量减少或避免由于实验室误差、个体变异造成的假象。如果血脂明显异常，应该立即就医，遵医嘱进行饮食控制、合理运动，必要的时候还需要接受药物治疗。

需要注意的是，不同类型的血脂异常，需要选用不同的药物及药量，大家千万不要根据别人的经验自己买药吃。

53. 血脂检查只能空腹做吗

绝大多数人认为，血脂检查必须空腹做，殊不知餐后血脂化验对某些疾病的判断仍有重要意义。空腹血脂检查反应的是机体血脂的稳态水平，而餐后血脂检查则反应机体对脂类物质的代谢状况。

研究表明，动脉硬化的形成与餐后脂代谢状态密切相关，仅仅餐后甘油三酯升高，而空腹甘油三酯正常，仍可促使糖尿病大血管病变的发生。在 2 型糖尿病并发动脉粥样硬化的过程中，甘油三酯的致动脉粥样硬化作用主要体现在餐后阶段。不论空腹甘油三酯水平如何，单纯餐后甘油三酯水平即可预测动脉粥样硬化，尤其是餐后 4 小时血脂的检测，因此必须引起患者足够的重视并加以控制。

正常人进食高脂饮食后的 6~8 小时，血甘油三酯水平基本恢复空腹状态。但冠心病患者不仅餐后甘油三酯水平的上升幅度大，而且餐后 6~8 小时仍然维持高水平，与正常人有显著的区别。

此外，餐后甘油三酯水平越高者，其血管壁也就越厚，管腔阻塞自然更严重。目前认为，餐后甘油三酯显著升高的患者发生冠心病的危险增大。因此，化验餐后甘油三酯水平对了解人的血脂代谢状况和对心血管疾病的危险性评估十分重要，尤其对于冠心病的早期防治意义重大。

54. 什么样的血脂水平可以诊断为高脂血症

高脂血症是指血清中胆固醇和（或）甘油三酯水平升高。高脂血症的基本判定指标有：血清总胆固醇（TC）、血清甘油三酯（TG）、血清低密度脂蛋白胆固醇（LDL–C）、血清高密度脂蛋白胆固醇（HDL–C）。中西方人群因饮食习惯不同，血脂异常的诊断标准亦有差别。我国高脂血症诊断标准如下：

（1）TC

①边缘升高：5.18~6.19mmol/L（200~239mg/dl）；

②升高：6.22 mmol/L（240 mg/dl）以上。

（2）LDL–C

①边缘升高：3.37~4.12 mmol/L（130~159 mg/dl）；

②升高：4.14 mmol/L（160 mg/dl）以上。

（3）HDL–C

①减低：1.04 mmol/L（40 mg/dl）以下；

②升高：1.55 mmol/L（60 mg/dl）以上。

（4）TG

升高：1.70 mmol/L（150 mg/dl）以上。

55. 根据一次血脂检测结果即可诊断高脂血症吗

仅凭一次血脂检测结果不能做出高脂血症的诊断，至少需要 2 次化验结果来证实血脂异常，诊断方可确立，且 2 次检查间隔时间不宜超过 3 周。

56. 高脂血症的诊断和治疗应千篇一律还是因人而异

虽然上文我们已给出了高脂血症的诊断标准，但在实际工作中，并非所有患者的诊断均一成不变。首先，不同地区，甚至同一地区不同单位之间血脂的参考值范围都略有差异，这是因为不同地区、单位可根据当地人群的血脂水平制订当地的参考值范围，有时还会给出男女的不同参考值范围。其次，根据每个患者危险因素水平的不同，他们的血脂诊断标准和治疗达标值亦不相同。

高脂血症诊断中，甘油三酯的诊断标准是统一的，只要超过1.70mmol/L（150mg/dl）即认为甘油三酯升高；高密度脂蛋白胆固醇水平低于1.04mmol/L（40mg/dl）即可诊断为低高密度脂蛋白血症。然而，高胆固醇血症的诊断较为复杂。一般人群，TC ≥ 6.22mmol/L（240mg/dl）或 LDL-C ≥ 4.14mmol/L（160mg/dl）即可诊断为高胆固醇血症；对于无冠心病、糖尿病等危险因素的患者，只有当TC ≥ 6.99mmol/L（270mg/dl）、LDL-C ≥ 4.92mmol/L（190mg/dl）时才需降脂药物干预；而对于合并冠心病或周围动脉粥样硬化疾病、有症状的颈动脉粥样硬化、糖尿病及存在多种危险因素的患者，TC ≥ 4.14mmol/L（160mg/dl）或 LDL-C ≥ 2.59mmol/L（100mg/dl）就算偏高，应给予降脂药物治疗。

因此，高脂血症的诊断和治疗不能单凭化验单的参考值范围来确定，建议血脂异常的患者前往正规医院相应科室就医，以便得到确切的诊治。

57. 血脂检查结果异常时应该怎么办

血脂检查异常的患者莫要恐慌，需携带相关检查结果前往医院相应科室就医，并如实告知医生个人既往病史、生活习惯等，医生会根据检查结果及个体情况制订个体化的治疗方案。

58. 高脂血症有哪些治疗方法

高脂血症是冠心病的独立危险因素，防治高脂血症是预防冠心病的重要手段。高脂血症的治疗大体可分为非药物治疗和药物治疗2类。

59. 什么是高脂血症的非药物治疗

高脂血症的非药物治疗包括改变不良生活方式、饮食疗法、运动疗法、心理干预等。众多研究表明，非药物治疗对高脂血症有较好的疗效。改变不良生活方式是降脂治疗的关键，饮食疗法是降脂治疗的基础，运动疗法是降脂治疗的保障，心理干预是降脂治疗的前提。

60. 高脂血症患者如何开展饮食疗法

饮食不节是导致各种高脂血症的重要原因之一，膳食结构的调整可使大多数高脂血症患者的血脂水平不同程度地下降，说明膳食结构的变化能够有效地降低血脂水平。

如何做到合理膳食呢？合理膳食的原则是“四低一高”，即低热量、低脂肪、低胆固醇、低糖、高膳食纤维。《中国居民膳食指南（2016）》将每人每天应该吃的食物种类和数量用金字塔来表示，底层最宽大，表示此类食物应吃得最多；越往上越窄，表示各类食物的摄入量逐渐减少；塔尖所代表的食物应该吃得最少。现将指南中的饮食推荐逐一列述。

（1）食物多样，谷类为主

①每天的膳食应包括谷薯类、蔬菜水果类、畜禽鱼蛋奶类、大豆坚果类等食物。

②平均每天摄入 12 种以上食物，每周 25 种以上。

③每天摄入谷薯类食物 250~400g，其中全谷物和杂豆类 50~150g，薯类 50~100g。

④食物多样、谷类为主是平衡膳食模式的重要特征。

（2）吃动平衡，健康体重

①各年龄段人群都应天天运动，保持健康体重。

②食不过量，控制总能量摄入，保持能量平衡。

③坚持日常身体活动，每周至少进行 5 天中等强度身体活动，累计 150 分钟以上；主动身体活动，最好保持每天 6000 步。

④减少久坐时间，每隔 1 小时起来动一动。

（3）多吃蔬果、奶类、大豆

①蔬菜水果是平衡膳食的重要组成部分，如奶类富含钙，大豆富含优质蛋白质。

②餐餐有蔬菜，保证每天摄入 300~500g 蔬菜，深色蔬菜应占一半。

③天天吃水果，保证每天摄入200~350g新鲜水果，果汁不能代替鲜果。

④吃各种各样的奶制品，相当于每天摄入液态奶300g。

⑤经常吃豆制品，适量吃坚果。

（4）适量吃鱼、禽、蛋、瘦肉

①鱼、禽、蛋和瘦肉摄入要适量。

②每周吃鱼280~525g，畜禽肉280~525g，蛋类280~350g，平均每天摄入总量120~200g。

③优先选择鱼和禽类。

④吃鸡蛋不弃蛋黄。

⑤少吃肥肉、烟熏和腌制肉制品。

（5）少盐少油，控糖限酒

①培养清淡饮食习惯，少吃高盐和油炸食品。成人每天食盐摄入不超过6g，每天烹调用油25~30g。

②控制添加糖的摄入量，每天摄入不超过50g，最好控制在25g以下。

③每日反式脂肪酸摄入量不超过2g。

④足量饮水，成年人每天7~8杯（1500~1700ml），提倡饮用白开水和茶水，不喝或少喝含糖饮料。

⑤儿童少年、孕妇、乳母不应饮酒。成人如饮酒，男性一天饮用酒的酒精量不超过25g，女性不超过15g。

（6）杜绝浪费，兴新食尚

①珍惜食物，按需备餐，提倡分餐不浪费。

②选择新鲜、卫生的食物和适宜的烹调方式。

③食物制备生熟分开，熟食二次加热要热透。

④学会阅读食品标签，合理选择食品。

⑤多回家吃饭，享受食物和亲情。

⑥传承优良文化，兴饮食文明新风。

61. 高脂血症患者可以吸烟、饮酒吗

吸烟、酗酒等均是高脂血症的重要危险因素，与高脂血症的发生有着密切联系。坚持健康的生活方式不但可以改善血脂异常状况，还可以将发生心肌梗死的危险性降低 80%~90%，对于预防冠心病和心脑血管疾病、控制糖尿病、减少癌症风险和降低慢性肾病的发生率具有重要意义。那么，我们该如何调整生活习惯呢?

（1）戒烟　烟草中含有多种有害成分，其中尼古丁和一氧化碳可升高血甘油三酯（TG）、总胆固醇（TC），降低血清 HDL-C 水平，特别是TC /HDL-C增加，进而引发和加重动脉粥样硬化的发生、发展，同时也会使心肌梗死或脑卒中的危险性增加。

研究表明，吸烟者较不吸烟者 TG、LDL-C 均显著增加，而 HDL-C 显著下降，且吸烟程度、吸烟量与血脂的变化规律一致，随着吸烟程度与吸烟量的增加，TG、 LDL-C 呈上升趋势，而 HDL-C 呈下降趋势。吸烟者戒烟后 TG 较吸烟时有明显下降，HDL-C 有明显升高，说明戒烟能有效改善血脂异常，对预防冠心病有重要意义。

（2）限酒　据相关研究证实，乙醇会促进甘油三酯的合成，还会刺激脂肪组织释放脂肪酸，使肝脏合成甘油三酯增加；酒精还会使脂蛋白酯酶的活性降低，而使甘油三酯分解代谢减慢，最终导致

血清甘油三酯增高。若饮酒同时摄入大量脂肪，则血清甘油三酯会持续增加，导致体重增加，从而使高脂血症患者的血脂进一步升高，病情进一步恶化。对敏感的个体，中等量饮酒即可引起高甘油三酯血症。所以，限制饮酒量是控制高脂血症的首要措施。

62. 运动对高脂血症的治疗有什么益处

很多研究表明，单纯饮食控制对高脂血症的疗效并非十分理想，只有结合运动才能达到最佳效果。研究证实，运动对血脂的改善具有良好的作用。有效的有氧运动后，高脂血症患者血清总胆固醇、甘油三酯、低密度脂蛋白胆固醇水平下降，血清高密度脂蛋白胆固醇水平升高。表明正确地指导高脂血症患者进行适当的有氧运动，可消耗多余的脂肪，使血脂水平得到有效的改善，降低冠心病和动脉粥样硬化的危险性。

相反，缺乏运动易造成血中高密度脂蛋白胆固醇降低，胆固醇和甘油三酯升高。此外，体重增加可引起血中胆固醇水平、甘油三酯水平增加，持之以恒的运动可减轻体重，使血脂代谢紊乱得到一定的改善。

防治高脂血症易采取的运动方式为中低强度的有氧运动、耐力训练，如健步走、打球、游泳、跳健身操或交谊舞、爬山、骑自行车等。

63. 什么是有氧运动

有氧运动是指人体在氧气充分供应的情况下进行的运动，即在运动过程中，人体吸入的氧气与需求量相等。有氧运动的特点是强度低、有节奏、持续时间较长。要求每次锻炼的时间不少于 1 小时，每周坚持 3~5 次。有氧运动能充分燃烧体内的糖分，还可消耗体内脂肪，增强和改善心肺功能，调节心理和精神状态，是健身的主要运动方式。

64. 如何进行有效的有氧运动

有氧运动虽对人体有益，但也需因人而异，要选择适合自己的运动项目及运动强度。

合适运动量的主要标志是：运动时稍出汗，轻度呼吸加快，但不影响对话，运动中自我感觉良好，从容舒适，早晨起床时感觉舒适，无持续的疲劳感或其他不适感。

适当的运动频率：应遵循“一三五七”原则，即每天 1 次，每次运动至少 30 分钟，每周至少 5 次，运动的强度以心率≤ 170– 年龄为好。例如 70 岁老人，心率以不超过 170–70=100 为宜。老年人由于机体代谢水平降低，疲劳后恢复的时间延长，因此，运动频率可视情况增减，一般以每周 3~5 次为宜。

合适的运动时间：每次运动时间控制在 30~40 分钟，下午运动最好。血脂异常患者宜先从小运动量开始，遵循循序渐进的原则，训练效应至少需要 6 周才较显著，而且停训后 4 天又会恢复到训练前状态。因此，运动训练必须持之以恒，才能保持运动效果，达到治疗血脂异常的目的。

选择合适的运动项目：常见的有氧运动包括长距离步行、慢跑、骑自行车、打太极拳、游泳、跳健身操、球类运动等。可依自己喜好及身体条件选择适合自己的运动方式。

 65. 哪些高脂血症患者不适合采取运动疗法

血脂异常合并以下疾病者禁止使用运动疗法：①急性心肌梗死急性期；②不稳定型心绞痛；③充血性心力衰竭；④严重的室性和室上性心律失常；⑤重度高血压；⑥糖尿病的急性并发症；⑦肝肾功能不全。

血脂异常合并以下疾病者应尽量减少运动量，并在医生的监控下活动：①频发室性早搏和心房颤动；②室壁瘤；③肥厚型梗死性心肌病、扩张性心肌病和明显的心脏肥大；④未能控制的糖尿病；⑤未控制的甲状腺功能亢进；⑥肝肾功能损害。

 66. 高脂血症患者常并发哪些心理障碍

一些高脂血症患者因对疾病认识不足或心理承受能力低下，易发生心理障碍。高脂血症患者常见的心理障碍有焦虑症和抑郁症。

（1）焦虑症　一些患者因对高脂血症了解不足、认识片面，从而对疾病产生恐惧心理。他们认为高脂血症很难治愈，以后会发展成心肌梗死、脑梗死等不良结局，以至于出现头晕、胸闷、心慌、口干、出汗、尿频、尿急等自主神经症状。这些表现不是由疾病本身所致，而是由于患者得病后过度紧张而出现的心理障碍，我们称之为焦虑症。

（2）抑郁症　还有些患者因为病情反复、经济负担等种种原因而情绪低落、忧心忡忡，始终高兴不起来，这些表现亦是因患者的心理障碍而出现的，我们称之为抑郁症。

无论何种心理障碍，对患者疾病的治疗及预后均会带来不利影响。因此加强高脂血症患者健康教育，增强其健康管理及自我保健意识，重视情志的调节，使患者勇于面对生活中的各种挫折，保持稳定的、积极乐观的良好心态，对防治高脂血症有不可忽视的作用。

常用的心理疗法有解释性心理治疗、放松训练、行为疗法、音乐疗法、催眠疗法等。这些疗法均应由专科医师来实施，而作为患者应积极配合。

67. 高脂血症患者所接受的健康教育主要包括哪些内容

高脂血症患者要主动学习高脂血症的相关知识，正确地认识疾病，了解高脂血症并非是不治之症，只要长期坚持合理有效的治疗，疾病是完全可以控制的，无须有过重的心理负担。

高脂血症患者要充分认识到长期坚持服药的重要性，决不可随意停药及私自增减药量。只有这样，才不容易导致病情反复，患者也不会因此而产生不良心理波动。

高脂血症患者在坚持服药的同时，应注意生活方式的调整，且二者在治疗中同等重要，不能片面地认为药物治疗即可确保万无一失。坚持合理的饮食习惯、适度运动、培养一些兴趣爱好，不仅能改善血脂，还能调节患者的心情，稳定患者的精神状态。

已经出现心理问题的患者，不要讳疾忌医，应及时到心理科就诊，并积极配合医生治疗，早日控制疾病的发展。

68. 高脂血症患者应该什么时候进行药物治疗

高脂血症患者通过改善不良生活习惯、合理运动等非药物治疗后，血脂水平仍不能得到有效控制时，就需要加以药物治疗，双管齐下以使血脂水平达标。

69. 临床常用的降胆固醇的药物有哪些

降血脂药又称调脂药，经上述饮食调节和体力运动后仍不能有效控制血脂水平的患者，可依据血脂异常情况选用调脂药。临床上可供选用的调脂药物有许多种类，降胆固醇药物是其中的一大类。调脂药主要包括他汀类药物、胆固醇吸收抑制剂、普罗布考、胆酸螯合剂和其他调脂药。

（1）他汀类药物　即羟甲戊二酰辅酶 A（HMG-CoA）还原酶抑制剂，HMG-CoA 还原酶是胆固醇合成过程中的限速酶，他汀类药物部分结构与 HMG-CoA 结构相似，可和 HMG-CoA 竞争酶的活性部位，从而阻碍 HMG-CoA 还原酶的作用，继而抑制胆固醇的合成，使血清胆固醇的水平降低。细胞内胆固醇含量减少又可促进 LDL-C、VLDL-C 代谢，从而降低血清 LDL 含量。因此，他汀类药物可显著降低血清 TC、LDL-C 水平，也能降低血清 TG 水平、轻度升高 HDL-C 水平。他汀类药物可使 TC 水平降低 17%~30%，LDL-C 水平降低 18%~55%，HDL-C 水平升高 5%~15%。常用的制剂有辛伐他汀 10~40mg、洛伐他汀 20~40mg、氟伐他汀 40~80mg、普伐他汀 20~40mg、阿托伐他汀 10~40mg、瑞舒伐他汀 5~20mg（见表 6）。

表 6 他汀类药物降胆固醇的强度

降胆固醇强度	药物及其剂量
高强度（每日剂量可降低 LDL−C ≥ 50%）	阿托伐他汀 40~80mg 瑞舒伐他汀 20mg
中等强度（每日剂量可降低 LDL−C 25%~50%）	阿托伐他汀 10~20mg 瑞舒伐他汀 5~10mg 氟伐他汀 80mg 洛伐他汀 40mg 匹伐他汀 2~4mg 普伐他汀 40mg 辛伐他汀 20~40mg 血脂康 1.2g

（2）胆固醇吸收抑制剂　临床应用的有依折麦布，它能有效抑制肠道内胆固醇的吸收。依折麦布和辛伐他汀联合治疗对改善慢性肾脏疾病患者的心血管疾病预后具有良好作用。依折麦布的安全性和耐受性较好，不良反应轻微且多为一过性，但与他汀类联用也可发生转氨酶升高和肌痛等不良反应，妊娠和哺乳期患者禁用。

（3）普罗布考　普罗布考主要适用于高胆固醇血症，尤其是黄色瘤患者，有减轻皮肤黄色瘤的作用。常见不良反应为胃肠道反应，也可引起头晕、头痛、失眠、皮疹等。室性心律失常、QT 间期延长、血钾过低者禁用。

（4）胆酸螯合剂　为碱性阴离子交换树脂，服用后可吸附肠内胆酸，阻断胆酸的肠肝循环，加速肝脏中的胆固醇分解为胆酸，与肠内胆酸一起排出体内，从而降低血总胆固醇水平。与他汀类联用，可明显提高调脂疗效。此类药物包括考来烯胺、考来替泊等，可引起胃肠道不适、便秘等不良反应。

（5）其他调脂药　脂必泰是一种红曲与中药（山楂、泽泻、白术）的复合制剂，具有轻中度降低胆固醇的作用，该药不良反应较为少见。血脂康胶囊具有类似他汀类药物的调脂机制，能够降低胆固醇，并显著降低冠心病患者的死亡率及心血管事件发生率，不良反应少。

70. 临床常用的降血脂药物有哪些

降甘油三酯的药物也属于一类常见的降血脂药物，主要包括贝特类、烟酸类和高纯度鱼油制剂。

（1）贝特类　即苯氧酸类，其降TG的作用强于降总胆固醇（TC），可使高密度脂蛋白胆固醇（HDL-C）水平升高。临床研究表明，贝特类药物能够使高TG伴低HDL-C人群心血管事件危险降低10%左右。此类药物主要包括非诺贝特、吉非贝特、环丙贝特等。这类药物有降低血小板黏附性、削弱凝血的作用，与抗凝药合用时，要注意抗凝药的用量。少数患者有胃肠道反应、皮肤瘙痒、荨麻疹以及一过性血清转氨酶升高和肾功能改变等，宜定期监测肝、肾功能，但转氨酶升高的发生率＜1%。

（2）烟酸类　烟酸也称维生素B_3，属人体必需的维生素，大剂量使用时具有降低TC、TG、LDL-C，升高HDL-C以及扩张周围血管的作用。目前临床应用的调脂药物中，烟酸升高HDL-C的作用最强。此类药物适用于家族性高胆固醇血症及Ⅰ型高乳糜微粒血症（单纯乳糜微粒升高）以外的其他类型的血脂异常。但是，烟酸可引起皮肤潮红和发痒、胃部不适等不良反应，有 15%~40% 患者不能耐受。长期应用此类药物仍需注意检查肝、肾功能。

（3）高纯度鱼油制剂　鱼油主要成分为 n–3 脂肪酸，即 ω–3 脂肪酸，属不饱和脂肪酸，包括 α–亚麻酸、EPA（二十碳五烯酸）、DHA（二十二碳六烯酸）等，主要用于治疗高 TG 血症。不良反应少见，发生率为 2%~3%，包括消化道症状，少数病例会出现转氨酶或肌酸激酶轻度升高。

71. 降脂治疗与调脂治疗是一回事吗

降脂治疗与调脂治疗的概念并不完全一样。降脂治疗指应用药物使血脂降低，主要指降低总胆固醇、甘油三酯、低密度脂蛋白胆固醇等不好的成分，而调脂治疗除了具有降低不好的血脂成分作用外，还能够升高高密度脂蛋白胆固醇等好的血脂成分。调脂治疗涵盖的范围更广泛、更全面，调脂治疗主要针对混合型血脂异常患者。

72. 他汀类药物是高脂血症治疗的基石吗

他汀类药物的问世在人类动脉粥样硬化性心血管疾病（ASCVD）防治史上具有里程碑式的意义。自该类药物问世以来，不断有实验研究表明，他汀类药物可逆转冠状动脉粥样硬化斑块，在冠心病一级及二级预防中均具有重要作用，可降低心血管事件的发病率及冠心病的死亡率。胆固醇治疗研究者协作组揭示，他汀药物治疗后，

LDL-C 每降低 1mmol/L，主要心血管事件相对危险减少 20%。他汀类药物降低 ASCVD 事件的临床获益大小与其降低 LDL-C 的幅度呈线性正相关。

他汀类药物不良反应较少，绝大多数患者可以很好地耐受。在动脉粥样硬化性心血管疾病的防治中，无论是单药应用还是多药联用，他汀类都应是治疗的首选和基础，应以他汀类为主，其他调脂药为辅。

73. 贝特类降脂药有哪些优势

贝特类药物最适用的人群是以高甘油三酯（TG）、高小而密低密度脂蛋白胆固醇（sLDL-C）、低高密度脂蛋白胆固醇（HDL-C）为特征的致动脉粥样硬化血脂异常的患者。贝特类药物可降低 TG 30%~50%，升高 HDL-C 2%~20%，对 LDL-C 的影响不一致，可降低 10%、基本无影响或轻度增加。因此，贝特类药物的主要适应证为治疗高 TG 或以 TG 升高为主的混合型高脂血症和低 HDL 血症。

74. 血脂达到什么水平时需要服用降脂药

血脂异常治疗的宗旨是防控动脉粥样硬化性心血管疾病（ASCVD），降低心肌梗死、缺血性卒中或冠心病死亡等心血管事件的发生危险。由于遗传背景和生活环境不同，个体罹患 ASCVD 危险程度显著不同。参照《中国成人血脂异常防治指南（2016）》，临床应根据个体 ASCVD 危险程度，决定是否启动药物调脂治疗（图 1）。

符合下列任意条件者，可直接列为高危或极高危人群

极高危：ASCVD 患者

高危：① LDL-C ≥ 4.0mmol /L 或 TC ≥ 7.2mmol /L

②糖尿病患者［LDL-C 在 1.8~4.9mmol /L（或 TC 在 3.1~7.2mmol /L）且年龄≥ 40 岁］

↓ 不符合者，评估 ASCVD 10 年发病风险

危险因素[#]（个）		血清胆固醇水平分层（mmol /L）		
		3.1 ≤ TC ＜ 4.1 或 1.8 ≤ LDL-C ＜ 2.6	4.1 ≤ TC ＜ 5.2 或 2.6 ≤ LDL-C ＜ 3.4	5.2 ≤ TC ＜ 7.2 或 3.4 ≤ LDL-C ＜ 4.9
无高血压	0~1	低危（＜ 5%）	低危（＜ 5%）	低危（＜ 5%）
	2	低危（＜ 5%）	低危（＜ 5%）	中危（5%~9%）
	3	低危（＜ 5%）	中危（5%~9%）	中危（5%~9%）
有高血压	0	低危（＜ 5%）	低危（＜ 5%）	低危（＜ 5%）
	1	低危（＜ 5%）	中危（5%~9%）	中危（5%~9%）
	2	中危（5%~9%）	高危（≥ 10%）	高危（≥ 10%）
	3	高危（≥ 10%）	高危（≥ 10%）	高危（≥ 10%）

↓ ASCVD 10 年发病危险为中危且年龄＜ 55 岁者，评估余生危险

具有以下任意 2 项及以上危险因素者，定义为 ASCVD 高危人群

①收缩压≥ 160mmHg 或舒张压≥ 100mmHg

②非 HDL-C ≥ 5.2mmol /L（200mg/dl）

③ HDl-C ＜ 1.0mmol /L（40mg/dl）

④ EMI ≥ 28kg/m^2

⑤吸烟

图 1 ASCVD 发病危险评估流程图

75. 降脂治疗的目标值是多少

表 7 高脂血症患者开始治疗值及治疗目标值（mmol/L）

危险等级	生活方式改变开始	药物治疗开始	治疗目标值
低危	TC ≥ 6.2 LDL-C ≥ 4.1	TC ≥ 7.0 LDL-C ≥ 4.9	TC < 6.22 LDL-C < 4.1
中危	TC ≥ 5.2 LDL-C ≥ 3.4	TC ≥ 6.2 LDL-C ≥ 4.1	TC < 5.2 LDL-C < 3.4
高危	TC ≥ 4.1 LDL-C ≥ 2.6	TC ≥ 4.1 LDL-C ≥ 2.6	TC < 4.1 LDL-C < 2.6
极高危	TC ≥ 4.1 LDL-C ≥ 1.8	TC ≥ 4.1 LDL-C ≥ 1.8	TC < 2.6 LDL-C < 1.8

76. 调脂治疗时以哪项指标作为首要观察指标

血脂异常尤其是血清低密度脂蛋白胆固醇（LDL-C）升高是动脉粥样硬化性心血管疾病（ASCVD）发生、发展的关键因素。大量研究证实，无论采取何种药物或措施，只要能够使血清中 LDL-C 水平下降，就可稳定、延缓或消退动脉粥样硬化病变，并能显著减少 ASCVD 的发生率、致残率和死亡率。所以，依据国内外指南，临床上以 LDL-C 为血脂异常治疗的首要干预靶点。

77. 降低 LDL-C 是动脉粥样硬化性心血管疾病唯一的控制目标吗

大量研究表明，LDL-C 长期小于 70mg/dl 可以引起动脉粥样硬化斑块中的胆固醇逆流，使斑块体积变小，斑块逆转。国内外血脂异常防治指南均强调LDL-C在动脉粥样硬化性心血管疾病（ASCVD）发病中起核心作用，推荐将LDL-C作为首要干预靶点。但是，LDL-C并不是唯一的治疗目标。

研究表明，即使将LDL-C降至理想水平，仍有60%~70%的心血管事件发生，这就提示我们需要寻找新的治疗靶点，而不能只关注单一血脂成分。

78.HDL-C水平降低时需要治疗吗

与低密度脂蛋白胆固醇（LDL-C）相反，高密度脂蛋白胆固醇（HDL-C）是动脉粥样硬化的保护因素。大量研究发现，HDL-C与冠心病的发生呈负相关，血浆HDL-C水平每升高0.03mmol/L，冠心病的危险性降低2%~3%，不管LDL-C水平如何，HDL-C水平越低，危险性越大。干预HDL-C是心血管疾病防治的又一重要策略。

升高HDL-C的方法包括改善生活方式和药物治疗2个方面，而前者是最基本的措施。现代文明使得一些不良生活方式盛行，如高脂饮食、活动减少、肥胖和吸烟等，而这些大部分可导致低HDL-C。升高HDL-C的药物有烟酸（维生素B_3）、贝特和鱼油制剂等。摒弃不良生活习惯，提倡健康的生活方式，不但可以改善血脂异常，而且对于冠心病的防治具有深远影响。

79.什么是他汀类药物的“6原则”

他汀类药物虽在冠心病的防治中具有重要地位，但它却存在着难以逾越的他汀"6原则"，即他汀类药物剂量每增加1倍，LDL–C的降幅仅增加5%~6%，这也是他汀类药物的"致命弱点"。仅靠单纯加大他汀类药物的剂量，降脂效果并不明显，反而会增加药物的不良反应。

研究者还发现，他汀起始剂量的降脂效应决定其70%的最大效应，他汀起始剂量的降脂效力是达标的独立预测因子。因此，他汀类药物的选择也十分重要。

80. 什么是联合降脂

联合降脂即多种调脂药物联合应用，这可能是未来血脂异常治疗的趋势。对于严重的高胆固醇血症或混合性血脂异常患者，单用他汀类药物有时不能够使血脂达标，而倍增他汀类药物剂量后疗效仅增加5%~6%，同时会带来成本与不良反应的增加。由于他汀类药物作用好、不良反应少、可降低总死亡率，因此，联合调脂方案多由他汀类与另一种作用机制不同的调脂药物组成，来提高血脂控制的达标率，同时降低不良反应的发生。目前常用的药物联合应用方案有以下几种：

（1）他汀类与依折麦布联合应用　他汀类药物可影响胆固醇的合成，而依折麦布影响胆固醇的吸收，两者联用可产生良好的协同作用，可使血清LDL–C在他汀治疗的基础上再下降18%左右，且不增加他汀的不良反应。

（2）他汀类与贝特类联合应用　他汀类与贝特类联合应用能更有效降低LDL–C和TG水平及升高HDL–C水平。既往研究显示，他汀与非诺贝特联用可使高 TG 伴低 HDL-C 水平患者的心血管获益。非诺贝特适用于严重高 TG 血症伴或不伴低 HDL-C 水平的混合型高脂血症患者，尤其是糖尿病和代谢综合征时伴有的血脂异常，高危心血管疾病患者他汀治疗后仍存在 TG 或 HDL-C 水平控制不佳者。

由于他汀类和贝特类药物代谢途径相似，均有潜在损伤肝功能的可能，并有发生肌炎和肌病的危险，合用时发生不良反应的机会增多。因此，应特别重视他汀类和贝特类药物联合应用的安全性。

（3）他汀类与 n-3 脂肪酸联合应用　他汀类与鱼油制剂 n-3 脂肪酸联合应用可用于治疗混合型高脂血症，且不增加各自的不良反应。由于服用较大剂量 n-3 多不饱和脂肪酸有增加出血的风险，也会增加糖尿病和肥胖患者的热量摄入，因此，不宜长期应用。

81. 联合降脂应遵循什么原则

临床上联合用药时应从小剂量开始，严密观察患者的不良反应，检测安全性指标（如肝酶和肌酸激酶）。一旦发现安全性指标明显升高，应减量或终止用药。对于药物联合使用，既不能麻痹大意，也不能因噎废食。在仔细监测的前提下，只要掌握适应证和禁忌证，调整用药剂量，做好监测和随访，联合用药是有效和安全的。

82. 什么是强化降脂

强化降脂是指在心血管疾病极高危人群中，通过积极的降脂治疗，使 LDL-C 下降至 1.8mmol/L 以下，以进一步减少心血管事件的发生率和死亡率。强化降脂有其明确的适应证，其实质是为了使LDL-C水平降到目标值或更低，从而让严重高LDL-C血症和极高危的心血管病患者获益更多。

 83. 哪些人需要强化降脂

血清总胆固醇每下降10%，冠心病的发生率可降低20%，因此，只要使胆固醇水平降低，患者便可获益。但是，并非所有胆固醇升高的患者都需要强化降脂。

目前国内外相关指南对于强化降脂所适用的人群均进行了严格的规定。2004年，美国国家胆固醇教育计划成人治疗组第三次报告（ATP Ⅲ）补充说明了强化降脂的人群是高危（冠心病及其等危症）和极高危人群［伴有糖尿病、急性冠状动脉综合征和多重危险因素（如代谢综合征）的患者］，而且强调对于极高危人群，LDL-C水平应降至1.8 mmol/L或以下，方能有效防治各种心血管事件，改善患者的预后。

《中国成人血脂异常防治指南（2007）》根据国情，对ATP Ⅲ中定义的极高危患者进行了限定，将其定义为缺血性心血管病，同时合并糖尿病或急性冠状动脉综合征。我国《血脂异常防治指南（2016）》明确指出，强化降脂仅限于极高危患者，LDL-C的治疗目标值为＜1.8mmol/L，即使LDL-C基线水平在目标值以下者，LDL-C仍应降低30%左右。对于高危患者，推荐将LDL-C降至2.6mmol/L以下，中危和低危者LDL-C降至3.4mmol/L以下。

国内外指南均明确指出，对于中、低危人群不建议采用强化降

脂治疗。

84. 强化降脂的重要手段是什么

研究显示，现有的标准剂量中，他汀降低 LDL-C 的幅度在 30%~40%，他汀剂量每增加 1 倍，降脂强度仅增加 6%。因此，相当一部分患者使用现有的药物并不能成功地将血脂降至目标水平，尤其是对于那些基础 LDL-C 水平较高的患者，即便使用大剂量的他汀，也难以将 LDL-C 降低 50% 以上，而联合用药无疑是重要手段之一。

联合用药既可针对混合型血脂异常，在降低 LDL-C 的同时，升高 HDL-C 并降低 TG；又可针对 LDL-C 的强化降脂，通过联合应用而使 LDL-C 降得更低。

85. 强化降脂等于使用大剂量他汀吗

目前,他汀的降脂作用已经得到了充分认可并广泛应用于临床，可谓已经进入了“他汀”时代。显然，为了达到更低的降脂目标，需要使用足够剂量的药物。但是，强化降脂不单纯是使用大剂量的他汀。他汀类药物剂量的加倍仅仅使 LDL-C 多降低 6%，而不良反应发生的风险却大大增加。且研究发现，相当一部分患者使用现有的他汀类药物并不能成功地使血脂降至目标水平，尤其是对于那些基础 LDL-C 水平较高的患者。所以强化降脂并不等于使用大剂量他汀，而应注重联合用药。但是有些患者，即便给予联合用药，血脂仍然居高不下，此时我们也不能一味地增加降脂药物的用量，而应该权衡利弊，根据个体化治疗原则，给予合适的治疗方案。

 86. 强化降脂会加重他汀的不良反应吗

尽管大量临床研究证实了强化他汀降脂的有效性和安全性，但随着他汀剂量增大，药物所导致的不良反应或毒副作用的发生率可能也会增加。大量研究显示，他汀对肝酶的影响以及肌肉毒性具有明确的剂量依赖性，临床医生应谨慎地、个体化地处理面对的各种患者，警惕强化降脂可能遇到的肝毒性和肌毒性问题。另外，不同人种之间可能也存在差异，亚洲人的肝毒性及肌毒性的发生率可能更高。

因此，强化降脂是理念，是为了使血脂更好地达标。同时，我们应结合我国国情和患者的具体情况进行“个体化调脂”，在此基础上，进一步降低心血管病的发病率和死亡率才是最终目标。

87. 服用降脂药物时应注意什么

（1）坚持长期用药 特别是冠心病患者及冠心病高危人群，除非存在禁忌证或发生严重不良反应。

（2）降脂治疗应达标 药物使用4~6周后，降脂作用达到最大，如此时降脂治疗未达到目标水平，应在医生指导下调整药物剂量或采用联合用药。如降脂治疗已达标，则应长期维持该剂量用药，如无不良反应，不可随意停药及加减剂量。

（3）定期监测　服用降脂药物时应每 3~6 个月复查 1 次血脂，降脂治疗达标后，应每半年至 1 年复查 1 次血脂。定期检查肝功能、肌酸激酶等，以监测不良反应的发生情况。

（4）强调生活方式的控制　降脂药物的应用应在调整生活方式的基础上，如低盐、低脂饮食，低热量摄入，戒烟限酒，适量运动。

（5）提高患者的依从性　研究显示，提高患者依从性可以显著提高临床获益，相当于他汀的剂量翻倍，因此教育患者正确认识他汀的治疗意义，坚持长期他汀治疗对心血管病的防治十分重要。

88. 血脂是否降得越低越好

既然 LDL-C 降低可以明显减少心血管事件，那么是不是越低越好呢？胆固醇参与合成胆酸和各种激素、构成细胞膜，在人体的生理、生化方面有至关重要的作用。胆固醇的水平过高，可以导致动脉粥样硬化斑块的形成，但是过低可能导致免疫力下降，患病率增加，从这一层面看，LDL-C 并不是越低越好。

一般认为，人类对低 LDL-C 水平耐受良好，LDL-C 低至 0.6~1.6mmol/L 即可满足生理需要。新生儿的 LDL-C 浓度为 0.8mmol/L，提示如此低水平的 LDL-C 是安全的。有学者从冠心病的防治和人体 LDL-C 生理需要量两方面综合考虑并提出人类合适的 LDL-C 水平为 1.3~1.8mmol/L。

就目前的降脂药物疗效而言，无论应用多大的剂量，或是多种降脂药物联合应用，都不可能将 LDL-C 降至极低。服用现有降脂药物后，多在 4~6 周时达到最大降脂疗效，无论继续服用降脂药物多久，

LDL-C 都不会进一步降低（除非合并消耗性疾病）。

从药物安全性层面来看，我们不能一味追求大剂量他汀强化降脂或将 LDL-C 降得“越低越好、越快越好”，而是应针对每一个需要调脂治疗的患者，选择合适的调脂药物以及适当的剂量，以达到冠心病防治的最终目的。

 89. 降脂治疗需要终身服药吗

许多慢性疾病，如高血压、糖尿病等，需要长期用药才能控制疾病的发展。降脂治疗与这些疾病的治疗原则一样，都不是一劳永逸的，都需要坚持长期服药。他汀类药物是目前有证据显示具有延缓或逆转动脉粥样硬化作用的药物，是冠心病防治的重要手段。对于降脂治疗，尤其是对他汀类药物来说，早期应用，早期获益；长期应用，长期获益。临床实践中，大量患者服用他汀类药物已超过 10 年，结果证实安全有效。

因此，他汀治疗过程中如果没有发生严重不良反应，就不应停药，应长期坚持用药，甚至终身用药。特别是原发性高脂血症患者更需坚持长期用药，该类患者停药后血脂往往再次升高。

 90. 调脂药物有哪些不良反应

服用调脂药物的不良反应涉及消化系统、肌肉、神经系统以及皮肤等。

胃肠道不良反应包括消化不良、腹胀、腹泻、恶心、呕吐、便秘等，

很少发生因严重恶心、呕吐而停药的情况。

目前尚没有确切证据表明他汀类药物可引起肝病。服用他汀类药物引起肝炎、胆汁淤积性黄疸极为少见，引起肝功能衰竭更极其罕见。他汀引起转氨酶升高的发生率在0.5%~2.0%，呈剂量依赖性，且多为一过性，停药后便可恢复正常，持续升高的患者不超过1.2%，导致停药的患者约0.7%，且与大剂量有关。

肌肉反应包括肌痛、肌炎、肌无力、肌病、横纹肌溶解症等，肌炎和横纹肌溶解症较为罕见。大多数患者对他汀的耐受性良好，单药治疗时肌病发生率为0.1%~0.5%，联合治疗时为0.5%~2.0%。

神经系统反应包括头晕、头痛等，发生恶心、头晕等不严重的症状时，随着用药时间的延长，症状可减轻或消失，个别情况需对症治疗或调整用药。

皮肤常见不良反应包括皮疹和瘙痒。

91. 他汀类药物有哪些不良反应

绝大多数患者对他汀的耐受性良好，其不良反应多发生在接受大剂量他汀治疗的患者，常见表现有：

（1）肝功能异常　他汀引起的肝功能异常主要表现为转氨酶升高，且呈剂量依赖性。血清丙氨酸氨基转移酶（ALT）和（或）天冬氨酸氨基转移酶（AST）升高达正常值上限3倍以上及合并胆红素升高的患者，应减量或停药。

（2）对肌肉的影响　他汀类药物引起的相关肌肉不良反应包括肌痛、肌炎和横纹肌溶解症。患者有肌肉不适和（或）肌无力，且连续检测肌酸激酶呈进行性升高时，应减少他汀剂量或停药。

（3）对血糖的影响　长期服用他汀类药物有增加新发糖尿病的危险，发生率为10%~12%。但是，他汀对心血管疾病的总体获益远远大于其新增糖尿病的风险，无论是糖尿病高危人群还是糖尿病患者，有他汀治疗适应证者均应坚持服用此类药物。

（4）认知功能异常　他汀类药物引起的认知功能异常（痴呆、记忆力减退等）多为一过性，且发生概率较低。

（5）其他　他汀类药物还可引起头痛、失眠及消化不良、腹泻、腹痛、恶心等症状。但多项研究表明，他汀对肝功能无不良影响。

92. 什么是横纹肌溶解症

横纹肌溶解症是指一系列影响横纹肌细胞膜、膜通道及其能量供应的疾病导致的横纹肌损伤，使细胞膜的完整性遭到破坏，细胞膜内容物漏出（包括肌红蛋白、肌酸激酶等），常伴有威胁生命的代谢紊乱及急性肾功能衰竭。

他汀引起的横纹肌溶解症发生率为万分之一，可发生于任何年龄、性别及人种。横纹肌溶解症是他汀类药物最为严重的副作用。尽管大部分患者对他汀的耐受性很好，但是对药物不耐受而引起的严重副作用却不容忽视。在众多他汀类药物中，以辛伐他汀引起的横纹肌溶解症的发生率最高。患者常表现为肌张力下降、肌肉疼痛、尿色异常（黑、红或可乐色）和血肌酸激酶升高。

实际上，他汀类药物造成的横纹肌溶解症并不是致命的，真正威胁到患者生命的是继发于横纹肌溶解症的高钾血症、急性肾衰竭和弥散性毛细血管内凝血（DIC）。

一旦出现横纹肌溶解症的有关征兆，应立即停用他汀。发病早期采用大量补液法，能够迅速将肌红蛋白清除出肾脏，防止病情恶化。同时，可辅以利尿药（如呋塞米、甘露醇），有助于快速清除肾脏中的钾离子及肌红蛋白。若出现高钾血症、肾功能不全，应及时作相应治疗。

 93. 如何看待他汀类药物的“功”与“过”

他汀类药物除了降血脂作用外，还具有抗炎、抗氧化、抑制血小板聚集、稳定斑块及抗血栓等多种作用，能显著降低心血管事件的风险，已被广泛应用于冠心病、脑卒中等疾病的一、二级预防，总体安全性良好。

（1）他汀类不是肝毒药

1）他汀类作用的靶器官是肝脏，抑制肝脏合成胆固醇。

2）他汀类引起血清丙氨酸氨基转移酶（ALT）升高的发生率为0.5%~2.0%，多表现为一过性的转氨酶升高，具有可逆性。目前多数学者认为，ALT 短暂性升高是器官适应他汀的过程和胆固醇降低的结果，并非肝功能损伤的标志。

3）转氨酶升至正常值上限 3 倍以上的发生率约为 1%，多发生在开始服药后的 3 个月内，在减量或停药后常能恢复至用药前水平。当再次增加剂量或选用另一种他汀类药物时，转氨酶常不会再次升高，原因可能为药物引起的脂代谢变化并不是药物本身所致。

4）对于轻度转氨酶升高的无症状患者（转氨酶升高不超过 3 倍

正常值上限），无须改变或中止他汀治疗，可 2~4 周后复查肝酶，观察肝酶变化，逐步调整剂量。除非同时伴有肝大、黄疸、直接胆红素升高或凝血酶原时间延长等因素。

5）他汀类药物引起转氨酶升高存在剂量相关性。研究表明，强化他汀治疗与常规剂量相比，肝脏不良事件的发生率明显增加，从 0.4% 增加到 1.4%。但是他汀类不会增加肝脏相关的死亡率，临床应用安全性良好。

6）研究表明，轻中度肝功能不全的非酒精性脂肪肝患者长期接受他汀治疗不仅安全，且可改善肝功能，降低心血管事件的发生率。

7）肝功能正常的乙肝病毒携带者使用他汀类药物是安全的。对于病毒复制期且肝功能轻度受损（ALT 小于 3 倍正常值上限）患者来说，应慎重使用他汀类；如有进展性的肝损害，病毒复制明显者或严重肝功能不全者，则不推荐使用。在肝功能受损时使用他汀类药物，应尽量避免大剂量用药，尽量选择多途径代谢的药物（如瑞舒伐他汀）。

（2）他汀类具有“神奇疗效”

1）他汀类是目前调脂药物中降低胆固醇尤其是坏胆固醇最有效的药物，而预防冠心病的关键是降低胆固醇。

2）他汀类也可一定程度降低甘油三酯，并具有升高 HDL–C（好胆固醇）的作用。

3）他汀类除具有调脂作用外，还具有抗炎、抗氧化、抗血小板聚集、抗血栓及稳定斑块等多种作用，即具有多效性。

4）他汀类可稳定斑块，延缓、中止甚至逆转动脉粥样硬化斑块。

5）他汀类可减少冠心病患者心绞痛的发作，且可显著降低脑卒中的发生风险及脑卒中严重程度。

6）他汀类是目前诸多临床研究一致认可的唯一一类可显著减少冠心病初发和复发心肌梗死的药物，在冠心病的一级和二级预防中发挥重要作用。长期坚持服用他汀可减少心血管死亡及总体死亡率，减少冠心病患者对有创治疗（如支架、冠脉搭桥手术等）的需求。他汀类药物的问世对动脉粥样硬化性心血管病的防治具有划时代的意义，是相关疾病患者生存的福音。

94. 如何监测他汀类药物的不良反应

（1）肝酶检测　开始他汀治疗及治疗近 12 周时检测谷丙转氨酶和谷草转氨酶，此后每年 1 次，必要时随时复查。

（2）肌酸激酶检测　一般情况下，在他汀治疗开始前需检测肌酸激酶水平，评估症状，注意用药后是否有肌病或不明原因的疲乏无力。用药 6~8 周及之后随访时，评估有无这些症状。血脂达标后随访的时间间隔一般为 4~6 个月，此后可每半年或一年随访一次。肌病易患人群服药时或非肌病易患人群服药后，出现肌痛、肌无力等症状都需检测肌酸激酶，并与基线作对比。肌酸激酶中度升高（3~10 倍正常上限）时，应每周随访一次，观察症状和肌酸激酶水平，直到肌酸激酶恢复正常。

（3）甲状腺激素水平检测　由于甲状腺功能低下者易患肌病，对任何有肌肉症状的患者应测定甲状腺激素水平。

肝酶及肌酸激酶升高常常发生在用药开始后 6 周左右，如早期未发现不良反应发生，则长期用药是安全的。

95. 如何减少他汀类药物的不良反应

他汀类药物在临床使用中总体安全性良好，如能加以合理应用，他汀类不良反应的发生率将会更低，势必为患者带来更大益处。

（1）调整药物剂量　他汀类药物是冠心病防治的重要药物，也是以胆固醇升高为主的血脂异常患者治疗的首选药物。增大用药剂量，此类药在降低心血管疾病发生率的同时，会增加肝功能异常和横纹肌溶解症等不良反应的发生率。

他汀类的不良反应呈剂量依赖性，因此，治疗时应按推荐的治疗剂量用药，尽量用最小剂量达到治疗目标。用药一段时间后，确定无任何不良反应时，方可根据需要适当增加剂量，让患者承受最小风险而获得最佳的治疗效果。同时，他汀类应用时应严格掌握适应证和禁忌证，不宜轻易超剂量用药，用药过程中要密切监测不良反应。

总之，在应用他汀类药物时，应严格根据相关指南以及患者的危险因素、并发症和具体病情进行危险分层，制订相应的治疗策略，争取做到“个体化调脂”，并严密监测不良反应，保证安全合理用药。

（2）考虑患者的特殊病理生理因素　老年人（尤其是老年女性患者）、肝肾功能不全、糖尿病、甲状腺功能减低、有药物性肌病史或肌病家族史的患者，是发生他汀类药物相关性肌病的高危人群。为了防治相关性肌病，应对服用他汀类药物的患者进行随访，密切关注是否出现肌无力或肌痛症状，若有此症状，应及时监测血清肌酸激酶水平。如肌酸激酶升高且出现剧烈的腰酸背痛甚至尿色加深，应立即停药，并同时复查肌酸激酶。

（3）选择适宜他汀　他汀类药物因其代谢途径不同，产生的疗效亦不甚相同。罗舒伐他汀是目前药效最强的降 LDL–C 的药物，与等剂量的阿托伐他汀、辛伐他汀、普伐他汀相比，罗舒伐他汀具有更强的降低 LDL–C 和升高 HDL–C 的作用，而且可逆转冠状动脉粥样硬化斑块。

（4）联合用药　目前要较大幅度地降低 LDL–C，必须将他汀类药物剂量增加到常规剂量的数倍，这使药物不良反应和治疗费用也相应增加。他汀类药物剂量每增加 1 倍，其肌病或肝功能异常的发生率增加 4~5 倍，而 LDL–C 水平仅下降 5%~6%。因此，期望单用一种他汀类药将 LDL–C 降至目标水平并不现实，联合其他降脂药物治疗，已成为未来调脂治疗的发展趋势，优点是减小用药剂量，降低毒副作用，提高疗效。

96. 降血脂药物可以随便服用吗

很多患者发现自己患高脂血症后并没有充分重视，没有及时到医院接受正规治疗，而是随便服用降脂药物。殊不知，高血脂是冠心病、动脉硬化和心脑血管疾病的主要诱因，不能轻视。调脂药物的使用方案要由专业医师依据每位患者的不同情况来制订，随便用药不但不能起到治疗的作用，反而容易耽误治疗。

97. 血脂达标后即可停药吗

由于各种原因，很多患者没有坚持服用调脂药，使得血脂反弹，影响治疗效果。目前，国外长期的临床治疗结果显示，初期治疗血脂达标后，在医师的指导下坚持最小维持剂量，对血脂达标值的保持有很好的作用，长期服用调脂药物还可明显减少冠心病、心肌梗死、脑卒中的发生率、致残率和死亡率。因此，只要没有出现严重的或不能耐受的不良反应就不应停药。

98. 调脂药的不良反应很大吗

事实上，大多数患者对调脂药的耐受性都很好，只有少数人对他汀类药物有不良反应，如0.5%~2%的人会出现肝功能异常，还有少部分人会出现肌肉疼痛或关节疼痛等，这类患者需要在医师的指导下减量或换药治疗，但是只要初次服药没有出现不良反应，就可以继续服用，不必过多担心药物不良反应的问题。

99. 高脂血症患者吃药时还需要坚持非药物治疗吗

不少患者认为吃了药就万事大吉，其实非药物治疗对于高血脂的康复尤其重要。通俗地说，即使患者坚持服药，但是并没有减少高脂、高热量食物的摄入，这样不但没有起到辅助药物治疗的作用，反倒会降低药物的疗效。吸烟、喝酒对于高脂血症的治疗有害无益，但是，很多患者在服药时并没有禁烟限酒，这无疑给自身的康复带来了负面影响。

100. 高脂血症患者的化验单上没有箭头就说明一切正常吗

大多数高脂血症患者都是在体检查血时发现的，所以很多人都格外关注体检结果中的胆固醇指标，只要化验单上没有发现“箭头”，就觉得安然无事。其实，一般人群和已患有冠心病、高血压、糖尿病等疾病的患者，或者已经发生过心肌梗死或脑卒中的患者，相应的血脂正常值是不同的。这些人群的血脂目标值要求更严格，应低于血脂化验单上的参考值，如 LDL-C 需低于 1.8mmol/L。

101. 高脂血症患者如果没有症状就不需要治疗吗

很多高脂血症患者因为没有特殊症状，所以就以为短期内不会导致严重问题。事实上，高血脂是心脑血管健康的“慢性杀手”。高脂血症如果长期得不到控制，最容易引发 3 类疾病：①心脏疾病，包括心脏动脉粥样硬化、心绞痛或心肌梗死；②脑血管疾病，主要是脑血管硬化导致脑血栓、脑出血；③肾脏疾病，肾动脉硬化容易引发尿毒症。提醒那些直到出现症状才去吃药控制的患者，此时已经晚了！为了预防上述心、脑、肾等器官并发症的出现，降血脂治疗不可忽视。

102. 保健品可以代替调脂药吗

目前，市场上有多种保健品（如深海鱼油制剂、富含黄酮的食品、纳豆等）被宣扬具有较好的降血脂作用且无不良反应，因而得到众多高脂血症患者的青睐。不少患者认为，保健品是生物制剂，安全可靠，西药不良反应太多，因此，往往选择单靠深海鱼油等保健品来调节血脂，但这样做效果往往不佳。其实，调脂药有两方面作用：一是能降低血脂；二是有抗动脉粥样硬化和稳定斑块的作用。高脂血症患者不应把保健品等同于药品用于血脂异常的治疗。若发现血脂异常，应及时到相应科室就医，接受正规治疗，保健品仅可作为防治高血脂的辅助手段。

103. 高脂血症患者只要忌口就可以控制血脂吗

很多人认为血脂高是多吃少动的不良生活方式导致的，也就是人们口中的“富贵病”。其实，血脂异常并不是一个简单的生活方式病。它虽然与饮食运动有一定关系，但不是只忌口、多运动就能解决的。血脂的来源有 2 条途径：一是来源于我们吃进食物的消化吸收（外源性），占总血脂的 30%；二是来源于我们体内的合成（内源性），主要是由肝脏合成，占血脂的 70%。所以，最新研究结果和新指南都强调，仅靠饮食控制外源性血脂来源远远不够。

104. 糖尿病患者的血脂管理

糖尿病患者如果仅仅控制血糖，只能减少眼、肾等器官并发症的发生率，对于危及生命的冠心病和脑卒中的治疗效果并不满意。只有同时控制血糖、血压和血脂，才能有效地降低糖尿病患者发生心血管不良事件的危险。

糖尿病合并血脂异常主要表现为甘油三酯（TG）、低密度脂蛋白胆固醇（LDL–C）升高，高密度脂蛋白胆固醇（HDL–C）降低。糖尿病患者血脂异常的治疗包括饮食控制、减轻体重、加强运动、控制血糖和血压、应用降脂药物。应用降脂药物可以显著降低糖尿病患者发生心血管事件的危险。

降脂药物治疗首选降低 LDL–C 的他汀类药物，并根据心血管疾病危险程度确定 LDL–C 目标水平。40 岁及以上糖尿病患者血清 LDL–C 水平应控制在 2.6mmol/L 以下，保持 HDL–C 目标值在 1.0mmol/L 以上。根据血脂异常的特点，首选他汀类药物治疗，如合并高甘油三酯血症伴或不伴低 HDL–C 者，可采用他汀类与贝特类药物联合应用。

105. 高血压患者的血脂管理

高血压合并血脂异常者调脂治疗时，应根据不同危险程度确定调脂目标值。调脂治疗能够使多数高血压患者获得很好的效益，特别是在减少冠心病事件方面效果可能更为突出。研究显示，单纯降血压可使心肌梗死的发生率减少 20%~25%，而在降压基础上联合降脂治疗则可使发生严重心血管事件的相对危险减少 36%。

并非所有高血压患者均需接受他汀降脂治疗。高血压指南建议，中等及以上危险的高血压患者均应启动他汀治疗。

106. 代谢综合征患者的血脂管理

研究表明，代谢综合征患者是发生心血管疾病的高危人群，代谢综合征的相关因素能够直接促进动脉粥样硬化性心血管疾病（ASCVD）的发生，也可增加2型糖尿病的发病风险。与非代谢综合征人群相比，其罹患心血管病和2型糖尿病的危险均显著增加。

代谢综合征的主要防治目标是预防ASCVD以及2型糖尿病，对已患ASCVD者要预防心血管事件再发。积极持久的生活方式干预是达到治疗目标的重要措施。原则上应先启动生活方式治疗，如果不能达到目标，则应针对各个组分采取相应药物治疗。代谢综合征患者血脂紊乱的治疗目标是LDL-C＜2.6mmol/L，TG＜1.7mmol/L，HDL-C ≥ 1.0mmol/L。

107. 慢性肾脏病患者的血脂管理

慢性肾脏病（CKD）患者常伴随血脂代谢异常，慢性肾脏病可促进ASCVD的发生。尚无临床研究对CKD患者LDL-C治疗目标进行探索。在可耐受的前提下，推荐CKD患者接受他汀治疗。治疗目标：轻、中度CKD者，LDL-C＜1.8mmol/L，非HDHL-C＜3.4mmol/L；重度CKD患者、CKD合并高血压或糖尿病患者，LDL-C＜1.8mmol/L，非HDL-C＜2.6mmol/L。推荐中等强度他汀治疗，必要时联合胆固醇吸收抑制剂。终末期肾病和血透患者，需仔细评估降胆固醇治疗的风险和获益，药物选择和LDL-C目标要个体化。

CKD患者是他汀引起肌病的高危人群，并且发病风险与他汀剂量密切相关，故应避免大剂量使用。中等强度他汀治疗LDL-C不能达标时，推荐联合应用依折麦布。贝特类可升高肌酐水平，与他汀联用时可增加中重度CKD患者肌病风险。

 108. 家族性高胆固醇血症患者的血脂管理

家族性高胆固醇血症（FH）属常染色体显性遗传性胆固醇代谢障碍，其突出的临床特征是血清 LDL–C 水平明显升高和早发冠心病。

FH 治疗的最终目的是降低 ASCVD 危险，减少致死性和致残性心血管疾病的发生。治疗要点：其一，所有 FH 患者均需采取全面的治疗性生活方式改变，包括饮食（减少脂肪和胆固醇摄入，全面均衡膳食）、运动和行为习惯（戒烟限酒，减轻体重），同时强调防治其他危险因素，如高血压和糖尿病；其二，FH 患者从青少年起即应开始长期坚持他汀治疗，可显著降低 ASCVD 危险。调脂治疗的目标水平与心血管疾病高危者相同。事实上，FH 患者常需 2 种或更多种调脂药物的联合治疗。

 109. 脑卒中患者的血脂管理

在降脂治疗中，他汀类药物预防脑卒中的初发和再发是有效和安全的，而且他汀类药物比非他汀类药物干预能更有效地防治脑卒中。

对于非心源性缺血性卒中或短暂性脑缺血发作（TIA）的患者，无论是否伴有其他动脉粥样硬化的证据，均推荐给予他汀类药物长期治疗，以减少卒中和心血管事件的风险。当患者基线 LDL–C ≥ 2.6mmol/L 时，他汀类药物治疗效果证据明确；而基线 LDL–C < 2.6mmol/L 时，目前尚缺乏临床证据。颅内大动脉粥样硬化性狭窄（狭窄率 70%~99%）导致的缺血性卒中或 TIA 患者，推荐

目标值为 LDL-C ＜ 1.8mmol/L。

长期使用他汀类药物治疗总体上是安全的。有脑出血病史的非心源性缺血性卒中或 TIA 患者应权衡风险和获益，合理使用。

 110. 高龄老年人的血脂管理

心血管疾病是目前老龄人群致死、致残的主要原因。研究表明，他汀类药物治疗不仅可明显减少脑卒中的发生，而且老龄人群的降脂获益比年轻患者更大，预防和延缓心血管事件的发生可防止老年人早发功能受限和残疾。因此，老年人定期接受血脂监测和心血管疾病的检查、改善不良生活方式和接受药物降脂治疗具有非常重要的意义。

80 岁以上高龄老年人服用降脂药物时应注意以下几点：①高龄老人常患有多种慢性疾病，需服用多种药物，要注意药物间的相互作用和不良反应；②高龄患者大多有不同程度的肝肾功能衰竭，调脂药物剂量的选择要个体化，起始剂量不宜太大，应根据治疗效果调整调脂药物剂量，并监测肝肾功能和肌酸激酶。但目前尚无高龄老年患者他汀类药物治疗靶目标的临床研究。

 111. 儿童会不会患高脂血症

近年来，国内外的一些研究资料表明，高脂血症并非老年人的“专利”，7~10 岁的儿童中有 9%~20% 患有高脂血症。目前，随着人们生活方式的巨大改变，儿童高糖、高脂食物的摄入量增加，

加之缺乏运动，儿童患单纯性肥胖和代谢综合征的人数日渐增多，与之相关的血脂异常发病率也在逐年增加。我国流行病学调查显示，20 岁以下的人群中，已发生动脉粥样硬化者占 17%。

儿童高脂血症根据病因可分为原发性及继发性 2 类。原发性高脂血症指原因不明的高脂血症，由遗传基因缺陷或与其他因素（如饮食习惯、生活方式等）相互作用引起，如家族性高胆固醇血症。继发性高脂血症是由于某些明确的全身系统疾病所引起的血脂异常。

随着生活方式和社会环境的改变，肥胖患病率急剧增加导致儿童血脂异常人数大幅上升，表现为甘油三酯中至重度升高，低密度脂蛋白胆固醇（LDL-C）正常至轻度升高，高密度脂蛋白胆固醇降低（HDL-C）。继发性高脂血症是预防和治疗的重点。

研究显示，动脉粥样硬化病程从儿童和青少年时期即已开始。患高脂血症的儿童成年以后发生心血管不良事件的危险更大。因此，儿童高脂血症更让人担忧。

112. 儿童高脂血症的诊断标准和成人一样吗

高脂血症发病隐匿、进展缓慢、症状体征多不明显，其诊断主要依靠实验室检查。1992 年，美国国家胆固醇教育计划率先提出 2 岁以上儿童高脂血症诊断标准，参照美国和日本的标准，2009 年，我国专家共识推出了中国 2 岁以上儿童青少年血脂异常诊断标准（表 8）。

表 8　中国 2 岁以上儿童青少年血脂异常诊断标准 [mmol/L（mg/dl）]

	TC	LDL−C	TG	HDL−C
合格水平	＜ 4.40（170）	＜ 2.85（110）		
临界高值	4.40~5.15（170~199）	2.85~3.34（110~129）		
高脂血症	≥ 5.18（200）	≥ 3.37（130）	≥ 1.7（150）	
低 HDL−C 血症				≤ 1.04（40）

2 岁以下儿童血脂水平不稳定，目前尚无血脂异常参考标准。美国国民健康及营养调查表明，小儿出生时 TC 较低，出生后 7 天内迅速升高，LDL–C 也相应上升，2~3 岁趋于稳定，4~19 岁 TC 均值为 4.27mmol/L。TG 水平受饮食影响，1 岁内婴儿因在哺乳后 3~4 小时采血，故所测 TG 值可能偏高。

113. 儿童需要做常规血脂筛查吗

多数高脂血症患者并无任何症状和体征。高脂血症常常是在进行血液生化检验时发现的，小儿尤其明显。小儿高脂血症与成人相比，更缺乏明显症状和体征。那么是否需要对儿童进行常规血脂筛查？目前多数学者持反对意见，认为对所有儿童进行血脂检查可能并不是发现高脂血症和心血管疾病高危儿童的一种好方法。因为，并非所有血浆胆固醇水平升高的儿童到成年时一定会发展为高胆固醇血症，而许多儿童时期并无血脂水平异常者，成年亦有可能出现高脂血症。同时，普查会给许多青少年过早贴上疾病的标签，给其本人和家庭带来不必要的焦虑。因此，目前大多建议对小儿高脂血症进行选择性筛查。

 114. 哪些儿童需要做血脂筛查

对于 2 岁以内的婴幼儿，不推荐血脂筛查。

2~8 岁儿童及 12~16 岁青少年中，推荐对以下人群进行选择性血脂筛查: ①有阳性家族史（父母、祖父母、叔姨或者兄弟姐妹中，女性＜ 65 岁和 / 或男性＜ 55 岁有心肌梗死、心绞痛、脑卒中或做过冠状动脉旁路术、支架植入、血管成形术）；②双亲总胆固醇≥ 240mg/dl；③存在已知的血脂异常；④患儿有糖尿病、高血压；⑤体质指数＞ 95 百分位数；⑥吸烟；⑦患儿存在血脂异常高危条件（1、2 型糖尿病，慢性肾脏病，终末期肾病和肾移植，目前合并冠状动脉瘤的川崎病）；⑧患者存在血脂异常中等危险条件（冠状动脉瘤已消退的川崎病；慢性全身炎症疾病，如系统性红斑狼疮、幼年类风湿；HIV 感染；肾病综合征）。

对于 9~11 岁以及 17~19 岁青少年，建议进行常规血脂筛查。

115. 儿童高脂血症患者什么情况下需要进行降脂治疗

长期以来，人们对小儿血脂异常的药物治疗时期和方法存在较多争议，儿童青少年血脂异常防治专家共识（2009）提出，儿童、青少年高脂血症可以应用药物治疗，但有以下严格适应证：10 岁以上儿童，饮食治疗 6 个月至 1 年无效，LDL-C ≥ 4.92mmol/L（190mg/dl）或者 LDL-C ≥ 4.14mmol/L（160mg/dl），并伴有：① 确切的早

发冠心病家族史（一级男性亲属发病时＜55岁，一级女性亲属发病时＜65岁）；②同时存在2个或2个以上的冠心病危险因素儿童，且控制失败。对纯合子型家族性高胆固醇血症，药物降脂治疗的年龄可适当提前。强调只有少数儿童和青少年需要采用药物治疗，不可滥用，儿童、青少年发现血脂升高应到正规医院就诊治疗。

116. 儿童高脂血症患者如何进行饮食干预

饮食干预是治疗儿童及青少年血脂异常的基础，具有重要的作用。特别是对于儿童患者，饮食治疗可能是最佳选择。成人饮食治疗的原则是维持身体健康和保持体重恒定。对于儿童及青少年而言，考虑到其生长发育，饮食治疗的基本目的是降低胆固醇水平，并且保证足够的营养摄入，不能影响生长发育，应加强监测。

117. 儿童高脂血症患者如何进行药物治疗

儿童降脂药物首选他汀类，该类药物对家族性高胆固醇血症患儿更为适用，且不影响酶类和激素分泌，不干扰生长发育和性成熟。用法：从最低剂量开始，睡前服用，4周后检测空腹血脂水平，治疗目标是LDL-C＜3.35mmol/L。若治疗目标实现，继续用药，8周~3个月后复查；如未实现，则剂量加倍，4周后复查，逐渐加量至推荐的最大剂量。治疗的理想目标是LDL-C＜2.85mmol/L。用药过程中要防止药物不良反应发生，特别是肌病和肝损害，应注意监测磷酸肌酸激酶（CK）和肝功能。

小儿继发性高脂血症既要治表，更要治本，即积极治疗原发病。常见的原发病有内分泌或代谢性疾病，如甲状腺功能低下、皮质醇增多症、糖尿病、肾病综合征、脂肪营养不良等；胆汁阻塞性疾病，如胆管狭窄、胆汁性肝硬化等；肾脏疾病，如肾病综合征、慢性肾衰竭等。

118. 儿童高脂血症患者在降脂治疗时应注意什么

对于轻、中度血脂异常者，饮食治疗即可使患者血脂降至正常，但对于重度及部分中度血脂异常患儿，则必须在饮食控制的基础上进行药物干预。

儿童应用药物治疗时应注意以下几点：①不可滥用，必须充分了解药物治疗的适应证，并在专科医生指导下进行；②在某些情况下，如小儿血总胆固醇水平相当高（＞10 mmol/L），药物治疗的年龄可提前；③在进行药物治疗的同时，应当继续进行膳食干预治疗；④对应用药物治疗的儿童和青少年需进行监测和定期随访，以观察疗效。

在开始用药后的第6周及以后每3个月应复查1次血脂，测身高、体重及其他必要的检查，观察药物的副作用。如果治疗有效或已达标，可改为每6个月至1年随诊1次。

119. 儿童应该怎样预防高脂血症

国内外学者普遍认为，成人的高脂血症往往是由儿童期发展而来的，因此，及早发现儿童高脂血症，进行早期预防和治疗，已成为儿童保健的重要内容之一。

儿童患高脂血症，主要是不健康的饮食习惯造成的。调查发现，有些儿童长期大量摄入富含脂肪的食物，如动物内脏、鸡蛋及煎炒油炸食品，很少吃或不吃蔬菜。另外，麦当劳、肯德基等高脂肪的快餐食品及含糖量高的碳酸饮料（如可乐）颇受儿童和青少年的喜爱。此外，目前不少儿童沉溺于电子游戏等娱乐活动，很少参加体育锻炼；如今，便捷的交通工具也促使其运动减少。种种因素促使儿童肥胖的发生，并随之罹患高脂血症。因此，防治儿童高脂血症应从合理饮食和适量运动抓起。

合理饮食是治疗高脂血症的基础，它不仅能降低血脂，而且能使患儿得到足够的营养。首先，应限制摄入胆固醇含量高的食物，少吃动物内脏和蛋黄等，适当摄入一些胆固醇含量不高的动物性食物，如鱼类、牛奶、鸡肉和瘦肉等，以保证儿童生长发育所需要的蛋白质和必需的营养素；其次，应限制动物性脂肪的摄入，适当增加植物油，以降低血液中的胆固醇水平；最后，应多吃蔬菜和水果。

儿童每天要有一定的活动量。锻炼不仅可增加热能消耗，防止体脂和血脂增高，还能提高血液中 HDL-C 的含量。